Rômulo B. Rodrigues

ALIMENTAÇÃO SAUDÁVEL = SAÚDE PERFEITA

O consumo de alimentos adequados proporciona equilíbrio orgânico e psíquico

VOL. IV

1ª edição
São Paulo - 2019

amazonkindle

2

RODRIGUES, Rômulo B. ALIMENTAÇÃO SAUDÁVEL = SAÚDE PERFEITA – O consumo de alimentos adequados proporciona equilíbrio orgânico e psíquico VOL. IV / Rômulo B. Rodrigues. Amazon. 2019.

Organização e revisão: Rômulo B. Rodrigues

Impresso pela Amazon – 2019.

2018. Escrito e produzido no Brasil.

1.Nutrição. 2. Saúde. 3. Vida saudável. 4. Qualidade de vida. I. Título.

ISBN 978-1976770098

Amazon Serviços de Varejo do Brasil Ltda.
CNPJ 15.436.940/0001-03
Av. Juscelino Kubitschek, 2041 – Torre E – 18° andar
São Paulo - SP

3

Dedico este trabalho aos filhos Júlio César e João Víctor.

Agradecimentos

Agradeço à minha mãe adotiva (In Memoriam), que me orientou e me ensinou a ser o que sou e sei hoje.

PREFÁCIO

Os cuidados com a alimentação é um dos principais focos de atenção da população mundial nos tempos atuais.

Com o crescente aumento da quantidade de produtos e alimentos artificializados e, consequentemente, nocivos à saúde, torna-se imprescindível a escolha correta por uma alimentação mais saudável e natural. Visto que, a saúde do corpo e do sistema orgânico é baseada naquilo que é ingerido.

Com a mudança de hábitos alimentares e no estilo de vida, adquire-se mais equilíbrio, uma melhor qualidade de vida e, como consequência, longevidade.

Esta obra é um guia de orientação, no que se refere aos alimentos adequados a serem ingeridos para a manutenção de uma saúde integral e perfeita.

Boa leitura.

SUMÁRIO

CAPÍTULO I

Perder barriga: 11 alimentos que ajudam a reduzir gordura abdominal

Veja quais são estes itens e mude a dieta para perder barriga

Perder barriga é o desejo de grande parte dos brasileiros. E a alimentação costuma ter relação direta com a gordura localizada nesta região. "Na maioria das vezes, este acúmulo de gordura vem da ingestão de carboidratos simples, presentes em pães, massas, doces, refrigerantes e bebidas alcoólicas", afirma a nutróloga Tamara Mazaracki, membro da Associação Brasileira de Nutrologia (ABRAN).

Mas além do incômodo estético, a barriga costuma ser um fator de risco para a saúde cardiovascular. Colesterol, hipertensão, diabetes e outros problemas de saúde podem surgir quando a cintura está maior do que o indicado.

Se perder barriga está na sua lista de metas, alguns alimentos podem ajudar: eles aceleram a queima de gordura e ajudam neste objetivo. Conheça-os melhor e inclua em seu cardápio:

1. Peixes e frutos domar

A inflamação é um dos principais responsáveis pelo ganho de peso. Peixes e frutos do mar, por serem ricos em ômega 3, um ácido graxo essencial, ajudam a desinflamar as células de gordura, atuando no controle do problema e ajudando a perder barriga. Além disso, esses alimentos também aceleram a transformação da glicose em energia, impedindo que ela seja estocada sob a forma de gordura. A nutróloga Tamara M. orienta a inclusão desses alimentos no cardápio pelo menos três vezes por semana.

2. Óleo de cártamo e outros óleos funcionais

Não é à toa que os óleos funcionais são tão conhecidos quando o assunto é perder barriga. "Os óleos funcionais atuam no metabolismo das gorduras, aumentando a quebra da dos ácidos graxos para produção de energia e, consequentemente, diminuindo as reservas de gordura", afirma a nutricionista Raquel Maranhão, da clínica Beslim, no Rio de Janeiro. Entre os mais famosos estão o óleo de cártamo e o óleo de coco, que agem também na aceleração do metabolismo. Mas também vale destacar o óleo das sementes de gergelim, que previne o armazenamento de gordura corporal.

através da inibição de fosfodiesterase, uma enzima responsável pelo acúmulo de gorduras no organismo.

3. Iogurtes com probióticos

A nutróloga Tamara M. explica que existem várias hipóteses para explicar como os alimentos probióticos auxiliam a emagrecer. "Alguns lactobacilos produzem um tipo de gordura, o CLA (ácido linoléico conjugado), que é capaz de reduzir o porcentual de gordura", explica a especialista. Além disso, esse tipo de alimento tem como função básica equilibrar a flora intestinal. Um estudo publicado em 2006 pela revista científica Nature mostrou que as bactérias presentes na flora intestinal de pessoas com obesidade são muito diferentes das de pessoas com peso adequado. A descoberta sugere que a absorção inadequada de gorduras no intestino, que ocorre nas pessoas com flora comprometida, pode estar relacionada ao ganho de peso.

Além disso, os probióticos beneficiam o funcionamento do intestino, reduzindo o estufamento da barriga relacionado aos gases e intestino preso. Alguns exemplos de alimentos com probióticos são os iogurtes com lactobacilos.

4. Integrais

Os integrais são ricos em fibras, que são importantes aliadas no processo de perder barriga. O primeiro motivo é que consumir fibras com bastante água ajuda a melhorar o trânsito intestinal, o que evita que a barriga fique estufada e inchada. Além disso, alimentos ricos em fibras tendem a ter um índice glicêmico mais baixo. Isso por que as fibras desaceleram a absorção da glicose dos alimentos, evitando picos de glicemia e do hormônio insulina, responsável por levar o açúcar para as células. O problema é que a insulina também estimula o depósito de gordura no abdômen, sendo inimiga de quem quer perder barriga. Os carboidratos com menor índice glicêmico são: "batata doce, mandioquinha, arroz integral e chia", enumera a nutricionista Karina Ribeiro, pós-graduada em nutrição funcional.

5. Abacate

A bioquímica e os estudos científicos explicam: devido a sua alta concentração de gorduras benéficas, que promovem a saciedade por mais tempo, o abacate pode ajudar a perder barriga. Apesar da alta concentração de calorias, elas provêm da gordura monoinsaturada, que ajuda a reduzir o pico de insulina. Além disso, o ômega 9 presente ativa outro hormônio, a adiponectina, que induz o corpo a produzir energia a partir dos depósitos de gordura, ou seja, diminuindo o que está estocado na barriga. A nutricionista Renata Fidelis, do Spa Sorocaba, recomenda comer três colheres de sopa em dias alternados. "Cem gramas (cerca de três colheres de sopa) de abacate têm 182 calorias, então, quem quer emagrecer não deve abusar do alimento. Comê-lo três vezes por semana é o ideal."

6. Frutas vermelhas

As frutinhas vermelho-arroxeadas (framboesa, amora, morango, cereja, jabuticaba, mirtilo, melancia e uva roxa) são poderosas aliadas para perder barriga. A nutricionista Renata explica que existem, nas cascas dessas frutas, substâncias fitoquímicas com ação antioxidante, como a antocianina, que mantém o sistema circulatório eficiente, melhorando a irrigação dos tecidos e ajudando na queima de gordura abdominal. A especialista recomenda o consumo de uma ou duas xícaras por dia, sem adição de açúcar.

7. Chá verde

Além de atuarem no sistema nervoso central acelerando o metabolismo e aumentando a temperatura corporal, as xantinas (cafeína, teofilina e teobromina) presentes no café, chá verde, chá preto, chá mate e chocolate aumentam a mobilização de gorduras estocadas, ajudando a perder barriga. Os polifenóis, também presentes no chá verde, eliminam radicais livres, o que diminui a oxidação de gorduras. A nutricionista Renata orienta tomar uma xícara de chá de 30 a 40 minutos após almoço e jantar, com cuidado especial para não consumi-lo antes de dormir (o que pode atrapalhar o sono) e se você for hipertenso, porque essas substâncias aumentam a pressão arterial.

8. Chá de hibisco

Uma pesquisa publicada no Journal of Ethnopharmacology da Sociedade Internacional de Etnofarmacologia concluiu que o chá de hibisco é capaz de reduzir a adipogênese, processo em que as células amadurecem e se tornam capazes de acumular gordura, ou seja, é um excelente aliado para perder barriga. Ainda não está claro qual é a substância presente na bebida que é responsável pelo benefício. Porém, acredita-se que a ação antioxidante dos flavonoides antocianina e quercetina contribuem para reduzir o depósito de gordura.

9. Azeite

Uma pesquisa realizada pelo Instituto Salud Carlos III, da Espanha, em parceria com a Universidade de Cambridge, da Inglaterra, aponta que a ingestão diária de azeite evita a formação de gorduras na região da cintura. O estudo foi publicado na revista Diabetes Care e afirma que as gorduras monoinsaturadas presentes do azeite previne o acúmulo de gordura na região.
Renata Fidelis enfatiza que o azeite é um excelente alimento para prevenir doenças cardiovasculares, já que tem componentes anti-inflamatórios que atuam nos vasos, diminuindo a agregação de placas de gordura. Três colheres de sopa por dia do alimento cru (o cozimento transforma a gordura saudável em vilã) são suficientes para colher os benefícios.

10. Gengibre

O gengibre é um alimento termogênico, o que ajuda a acelerar o metabolismo e aumentar a queima de gordura, sendo um excelente apoio ao projeto perder barriga. "O gingerol, composto principal, exerce funções antioxidantes, antifúngicas, anti-inflamatórias, inibe a agregação das plaquetas evitando o aparecimento de trombos", observa Karina Valentim. A quantidade indicada de gengibre são duas fatias pequenas por dia. Isto é o suficiente para se ter o efeito termogênico.

11. Água

Nenhuma estratégia para emagrecer ou perder barriga funcionará se você não beber água. "Todas as reações do nosso organismo dependem da água. Para queimar gordura, eliminar toxinas, o intestino funcionar corretamente e evitar retenção de líquidos precisamos beber água", destaca a nutricionista Liane Schwarz Buchman, da clínica Body Health, de São Paulo.

Além disso, ela é uma excelente aliada de dieta ao substituir bebidas como os refrigerantes, que podem aumentar a barriga devido ao estufamento que seus gases causam, e os sucos naturais, que em excesso podem levar ao aumento da glicemia e consequente subida dos níveis de insulina, hormônio que favorece o acúmulo de gordura no abdômen.

CAPÍTULO II

Benefícios da batata doce: ajuda a emagrecer e proporciona saciedade

Alimento auxilia na perda de peso, oferece energia para saudável para o organismo e é benéfica para quem tem diabetes

A batata doce é um dos tubérculos mais consumidos no Brasil. E não é à toa, Por ser rica em fibras, ela é considerada um alimento com médio índice glicêmico, ou seja, aumenta gradualmente a glicemia. Dessa forma os carboidratos são digeridos mais lentamente, fornecendo energia ao organismo de forma gradual não elevando os níveis de insulina e assim podem auxiliar na perda de peso, pois os picos de insulina no sangue estimulam o organismo a estocar gordura localizada.

O fato de ser uma fonte gradual de energia faz com que a batata doce seja um alimento essencial para quem pratica atividade física. Isso porque ela possibilita que esses indivíduos tenham energia para disponibilizar para os músculos durante a atividade física, não levando-os à hipoglicemia de rebote, queda brusca dos níveis de glicose quando consumimos alimentos com alto índice glicêmico no pré-treino - levando à tontura, náuseas e até mesmo desmaios durante a prática de atividade física. Além disso, a batata doce pode ser consumida com a intenção de ressíntese de glicogênio muscular – estoque de glicose dos músculos.

Benefícios da batata doce para pacientes diabéticos

Com relação a patologias indicamos seu consumo a pacientes diabéticos uma vez que possui alto teor de amido resistente - fibra digerida lentamente. A batata doce em si, não previne ou cura a doença, mas pode ajudar a diminuir os riscos de picos de glicose sanguínea. Esse mecanismo é de extrema importância ao organismo uma vez que poupamos mais o pâncreas, produzindo quantidades baixas de insulina, hormônio que capta a glicose para combustível celular, podendo assim diminuir o risco de diabetes.

Estudos mostram a comparação do teor de amido resistente da farinha de mandioca e da farinha de batata doce. A primeira, em 100g de farinha, possui 10% de amido, enquanto a batata doce apresenta 17%. Este amido resistente auxilia ainda mais na lenta digestão auxiliando o aumento da saciedade do indivíduo.

A batata doce é originária da América tropical, sua forma, tamanho e cor variam de acordo com sua espécie. Por aqui, temos a batata doce branca, amarela e roxa. A versão amarelada, devido ao seu

16

pigmento, é rica em betacaroteno, que uma vez ingerido transforma-se em vitamina A, responsável pela saúde ocular, da pele, pelo aumento da imunidade e pode auxiliar no ganho de massa muscular. Além disso, a batata doce é rica em Ferro, Cálcio, e possui propriedades imunomodulatórias, que atuam modulando e ativando os componentes celulares e seus mediadores químicos, aumentando assim a efetividade do sistema imunológico.

Já a batata de coloração roxa possui maior teor de antocianinas, sendo assim são uma excelente fonte de antioxidantes, evitando a ação dos radicais livres ao organismo.

Recomenda-se o consumo desse tubérculo cozido ou assado em forma de purês, sopas, picadinhos. Se ainda quiser aumentar a propriedade funcional deste tubérculo ele pode ser consumido com especiarias como canela, curry, açafrão, alecrim, tomilho, dentre outras.

CAPÍTULO III

Canela: alimento termogênico favorece a dieta e combate o diabetes

Esta especiaria também controla o colesterol e o triglicérides

A canela possui uma série de benefícios. Ele ajuda a prevenir e combater o diabetes, controlando os níveis de açúcar no sangue e aumentando a sensibilidade à insulina. Esta especiaria originária da Ásia, mais precisamente do Sri Lanka, também contribui para o emagrecimento por ter uma ação termogênica. Estudos apontam que a canela ajuda a diminuir o colesterol total e o ruim, LDL, e também os níveis de triglicérides.

Além disso, o alimento possui forte ação antioxidante e anti-inflamatória colaborando para a prevenção de doenças degenerativas como o Alzheimer e tumores e ajudando a combater resfriados.

Principais nutrientes da canela

A canela possui boas quantidades de cromo, nutriente responsável pelo efeito de melhora na sensibilidade à insulina e no controle glicêmico, fazendo com que o nutriente beneficie pessoas com diabetes.

A especiaria também conta com o polifenol MHCP que pode melhorar a ação da insulina nas células, contribuindo para regularizar os níveis de glicose no sangue. Isto faz com que o nutriente seja interessante para o controle do diabetes tipo2.

Além disso, a canela é rica em compostos fenólicos que possuem uma atividade antioxidante, ou seja, neutralizam os radicais livres e podem assim prevenir o envelhecimento precoce, doenças degenerativas como o Alzheimer e tumores.

A canela também tem uma ação anti-inflamatória devido ao cariofileno, nutriente que integra sua composição. Isto faz com que o consumo da especiaria seja indicado para quem sofre com problemas inflamatórios, entre eles, a obesidade.

Benefícios da canela

Previne e controla o diabetes

Um estudo publicado no Journal of Agricultural and Food Chemistry dos Estados Unidos observou que a canela contribuiu para o aumento do metabolismo do açúcar nas células de gordura,

19

o que ajuda na prevenção do diabetes tipo 2 e também de doenças cardiovasculares.

A canela possui cromo. Este nutriente pode aumentar a sensibilidade à insulina, quando isso acontece há um risco maior de a pessoa desenvolver uma resistência à insulina e consequentemente o diabetes.

O cromo também é interessante porque melhora o controle glicêmico, evitando picos de glicemia. Assim, o pâncreas precisa produzir menos insulina, o que evita que os órgãos setor sejam resistentes ao hormônio sem que seja preciso mais dessa substância para absorver a mesma quantidade de açúcar, quadro que pode evoluir para diabetes tipo 2.

A especiaria ainda conta com o polifenol MHCP que melhora a ação da insulina nas células, contribuindo para a redução dos níveis de glicose no sangue. Assim, a canela é uma grande aliada no controle do diabetes tipo 2.

Os resultados positivos da canela também foram observados em mulheres com resistência à insulina associada à Síndrome do Ovário Policístico.

Controla o colesterol

Um estudo publicado pela American Diabetes Association, dos Estados Unidos, com 60 pessoas observou que o consumo de canela por 40 dias contribuiu para a diminuição do colesterol total, a redução variou entre 12 e 26%, enquanto do colesterol ruim, LDL, a redução variou de 7 a 27%.

Acredita-se que este benefício ocorra devido às ações antioxidante e anti-inflamatória da canela. Porém, especialistas afirmam que ainda são necessários mais estudos para poder afirmar que a canela de fato contribui para a redução do colesterol.

Controla o triglicérides

O mesmo estudo publicado pela American Diabetes Association, dos Estados Unidos também observou a redução dos níveis de triglicérides, diminuição que variou de 23 a 30%, após 40 dias consumindo a canela. Os altos níveis de triglicérides aumentam os riscos de desenvolver diabetes e doenças coronarianas.

Assim como no caso do colesterol, os especialistas também afirmam que ainda são necessários mais estudos para poder afirmar que a canela de fato contribui para a redução dos níveis de triglicérides.

Combate o resfriado

É interessante consumir a canela quando estiver resfriado. Isto porque ela possui um efeito imunomodulador que contribui para melhorar a resposta do organismo contra o vírus causador de gripes. Então, pode-se dizer que essa especiaria estimula o sistema imunológico.

Contribui para o emagrecimento

A canela contribui para o emagrecimento por ser um alimento termogênico. Isto significa que ela é capaz de aumentar o gasto calórico do organismo durante a digestão e o processo metabólico. Além disso, a especiaria tem ação anti-inflamatória o que faz com que seu consumo seja interessante para pessoas com obesidade, já que esses indivíduos possuem um quadro de inflamação crônica.

Ação antioxidante

A canela possui compostos fenólicos que possuem atividade antioxidante; ou seja, neutralizam os radicais livres. Entre os benefícios que esta ação proporciona estão prevenir o envelhecimento precoce, doenças degenerativas como o Alzheimer e tumores.

Quantidade recomendada de canela

Boa parte das pesquisas realizadas com canela foram com uma quantidade que variou entre 1 e 6 gramas, o equivalente a meia ou até uma colher de chá, ao dia. Como estes valores mudam muito, é interessante consultar um médico ou nutricionista sobre a melhor porção do alimento para cada pessoa.

Como consumir a canela

Não há diferenças nutricionais entre a ingestão da canela em pó ou em pau. Esta especiaria pode ser consumida polvilhada sobre frutas, legumes e carnes e também pode ser incluída em chás e sucos. O alimento também fica muito bem polvilhado sobre doces, como arroz doce, cural de milho e mingau de aveia, entre outros.

Combinando a canela

Canela + gengibre: Esta combinação é poderosa para quem está resfriado ou quer prevenir o problema. A canela estimula o sistema imunológico e o gengibre possui ação anti-inflamatória que ajuda a lidar com infecções no trato respiratório e tosse. A dupla também potencializa o gasto energético no organismo, pois assim como a canela o gengibre também é um alimento termogênico que ajuda a acelerar o metabolismo.

Canela+arroz doce: Um estudo publicado no The American Journal of Clinical Nutrition observou que incluir três gramas de canela no arroz doce promove a redução dos níveis de insulina logo após a refeição e o aumento do GLP-1, hormônio que estimula a secreção de insulina. Esse processo ajuda a controlar as taxas de açúcar no sangue.

Contraindicações

O consumo da canela, tanto polvilhada quanto na forma de chá, não é indicado para as gestantes em qualquer fase da gravidez. Isto porque a especiaria pode aumentar as contrações uterinas, elevando o risco de aborto. O alimento também não é interessante para lactentes e bebês.

Pessoas com hipertensão devem consultar o médico sobre o consumo da canela. Isto porque alguns profissionais da área da saúde defendem que a especiaria pode elevar a pressão arterial, agravando a doença.

Contudo, um estudo realizado pela Thames Valley University, da Inglaterra, mostrou exatamente o contrário. A pesquisa feita em indivíduos com diabetes tipo 2, observou que os níveis de pressão sanguínea destas pessoas reduziram após o consumo de dois gramas de canela por dia durante doze semanas. Como ainda não existem estudos suficientes para provar este benefício, o cuidado de hipertensos com o consumo do alimento contínua.

Alguns estudos recentes mostraram que a canela contém um composto tóxico conhecido como cumarina, que tem propriedades anticoagulantes e pode alterar a coagulação do sangue. Por isso pessoas com problemas circulatórios ou no fígado só devem consumir canela com autorização médica.

Riscos do consumo em excesso

Em pessoas saudáveis o consumo em excesso da canela, além dos seis gramas máximos recomendados, pode levar a intoxicação, irritação das mucosas e do intestino, alteração dos batimentos cardíacos, úlcera e alergias.

CAPÍTULO IV

Amaranto: o grão que previne o câncer e ajuda a emagrecer

O alimento também ajuda no ganho de massa muscular e regula a pressão arterial

O amaranto é um grão da família Amaranthaceae que se destaca por ser muito balanceado nutricionalmente. Ele é rico em proteínas, fibras, cálcio, ferro, fosforo e magnésio.

O alimento contribui para regular a pressão arterial e o colesterol. Ele também possui uma substância que é capaz de parar o crescimento de tumores, por isso o alimento é bom para a prevenção do câncer.

O amaranto também contribui indiretamente para a perda de peso. Isto porque ele é rico em fibras, nutriente que ao ser ingerido em boas quantidades proporciona a saciedade. Além disso, elas contribuem para o melhor funcionamento do intestino. Algumas pesquisas preliminares também observaram que o grão contribui para a melhora do sistema imunológico.

Principais nutrientes do amaranto

O amaranto se destaca por ser rico em proteínas com alto valor biológico e que por isso fazem com que o alimento seja uma ótima opção para vegetarianos, idosos e praticantes de atividades físicas. O alimento ainda possui mais cálcio do que a maiorias dos outros cereais. Além disso, como ele possui baixas quantidade de ácido fítico, taninos e oxalatos, a biodisponibilidade do cálcio é alta; ou seja, o mineral consegue ser bem aproveitado pelo organismo. Contudo, o alimento não é um substituto do leite. Enquanto, uma xícara de leite integral possui 290 mg de cálcio, a quantidade recomendada de amaranto, 45 gramas, conta com somente 72 mg. O cálcio, juntamente com o magnésio e o fósforo, que estão presentes em altas quantidades no amaranto, são bons para a saúde dos ossos e dentes. O alimento conta também com boas quantidades de ferro. A deficiência de ferro pode levar a anemia e o amaranto é considerado um cereal ideal fornecer boas quantidades deste mineral.

O zinco está presente no cereal e é importante para a ação de diversas enzimas. Outro nutriente importante que o amaranto possui são as fibras que ajudam no emagrecimento, pois proporcionam saciedade, e elas ainda melhoram o trânsito intestinal. O amaranto ainda conta com a vitamina C, nutriente que contribui para o sistema imunológico.

Nutrientes do amaranto - 45 g

Caloria..*167 kcal*
Proteínas..*6.1 g*
Lipídeos..*3.16 g*
Carboidratos..*29.36 g*
Fibras..*3 g*
Cálcio..*72 mg*
Ferro..*3.42 mg*
Magnésio..*112 mg*
Fósforo..*251 mg*
Potássio..*229 mg*
Sódio..*2mg*
Zinco..*1.29mg*
Tiamina..*0.052 mg*
Riboflavina..*0.09 mg*
Vitamina C..*1.9mg*
Vitamina B-6..*0.266mg*
Vitamina E..*0.54mg*

Fonte: Tabela do Departamento de Agricultura dos Estados Unidos. Confira qual a porcentagem do Valor Diário* de alguns nutrientes que a porção recomendada de amaranto, 45 gramas (3 colheres de sopa), carrega:

Magnésio: 42,5%
Fósforo: 36%
Ferro: 24%
Fibras: 18,4%
Zinco: 18,4%
Proteínas: 12,2%
Carboidratos: 9,7%
Cálcio: 7,2%
Gorduras: 5,7%

Vitamina C: 4,2%

*Valores Diários de referência para adultos com base em uma dieta de 2.000 kcal ou 8.400 kj. Seus valores diários podem ser maiores ou menores dependendo de suas necessidades energéticas.

Benefícios do amaranto

Controla a pressão arterial

Os peptídeos do amaranto inibem o funcionamento de enzimas encarregadas de elevar a pressão arterial. Assim, ocorre a melhor regulação da pressão. As principais complicações da pressão alta são o acidente vascular cerebral (AVC), infarto agudo do miocárdio e doença renal crônica.

O amaranto ajuda no ganho de massa muscular e ajuda na perda de peso

Este benefício ocorre porque o amaranto é rico em fibras solúveis. Ao entrar em contato com o líquido no interior do estômago, o nutriente forma uma espécie de gel que dilata o órgão e proporciona saciedade. As fibras também irão contribuir para o melhor funcionamento do intestino.

Ajuda no ganho de massa muscular: Uma pesquisa realizada pela Universidade Estadual de Campinas, de autoria da nutricionista Valéria Maria Caselato de Sousa, observou que um grupo de 20 idosos apresentou ganho de massa muscular após passar 45 dias ingerindo pipoca. Este benefício ocorre porque o amaranto possui boas quantidades de proteínas, que tem a função de reparar as micro-lesões que ocorrem como um processo fisiológico normal quando se prática atividades físicas e proporcionar a formação de novas células musculares.

Benefícios do amaranto em estudo

Previne o câncer

Duas pesquisas publicadas pelo Instituto para Pesquisas Científicas e Tecnológicas de San Luis Potosí, no México, observaram a presença de um peptídeo, fragmento de proteína, que é capaz de impedir o crescimento de tumores. Segundo os mesmos estudos, esta substância é semelhante à lunasina presente na soja, que também possui ação anticancerígena. Porém, uma diferença importante observada pelas pesquisas é que a substância presente no amaranto age mais rapidamente nas células do que a da soja.

Os testes com o alimento foram realizados somente *in vitro*, ou seja, ainda não foram feitas pesquisas com humanos em relação ao amaranto e o câncer.

Controla o colesterol

Em pessoas saudáveis e em estudos iniciais realizados com animais observou-se que o consumo do amaranto ajuda a manter o colesterol controlado. Contudo, em estudos realizados com idosos, o mesmo benefício não foi observado. O mecanismo que proporcionaria o benefício de baixar o colesterol ainda não foi descoberto. Alguns pesquisadores defendem que as respostas seriam as fibras, outros apostam nas proteínas e ainda há quem acredite que o benefício está no óleo do grão, por ser rico em ômega 3.

Quantidade recomendada de amaranto

Não há uma orientação exata para o consumo de amaranto. Porém, alguns nutricionistas recomendam ingerir entre duas a três colheres de sopa (cerca de 45 gramas) do cereal por dia.

Como consumir o amaranto

O amaranto pode ser consumido de diversas maneiras. Ele pode ser adicionado nas saladas ou cozido e consumido em substituição ao arroz e feijão ou adicionado em sopas. Os flocos de amaranto podem ser adicionados às frutas, iogurtes, sucos e vitaminas. O alimento também pode ser preparado como uma pipoca. Basta colocar uma colher de sopa de grãos de amaranto em uma frigideira, tampar e esperar ele estourar. As pipocas de amaranto possuem cerca de dois milímetros de tamanho.

O amaranto é um alimento nutricionalmente muito equilibrado e por isso pode substituir a combinação arroz, fonte de carboidrato, e feijão, fonte de proteína. O grão conta com maiores quantidades de cálcio, ferro, fósforo e magnésio do que o feijão, a lentilha e o arroz integral, perdendo apenas para a soja. Apesar do amaranto ser um alimento muito rico, é importante variar no cardápio. Assim é possível ingerir diferentes nutrientes.

Contraindicações

O amaranto não é recomendado para portadores de diabetes, pois possui alto índice glicêmico. Quando um alimento conta com alto índice glicêmico, a absorção de glicose é rápida, o que leva ao aumento das taxas de glicose no sangue e pode causar uma hiperglicemia o que agrava o diabetes. Pessoas com doenças renais também devem evitar o grão por ele ser rico em proteínas e o excesso do nutriente poder sobrecarregar os rins.

Riscos do consumo em excesso

Como o amaranto é rico em proteínas, o consumo de grandes quantidades do alimento ao longo do tempo pode sobrecarregar o funcionamento do fígado e rins. Além disso, como o alimento também conta com carboidratos, é preciso consumir com moderação, já que o excesso do nutriente pode levar ao ganho de peso.

Fontes consultadas:

Nutricionista Valéria Maria Caselato de Sousa, Dra. em Alimentos e Nutrição pela Universidade Estadual de Campinas e é professora adjunta do Instituto de Nutrição Josué de Castro/ UFRJ

Jaime Amaya Farfan pós-doutor em Química de Alimentos e Nutrição e professor da Faculdade de Engenharia de Alimentos da Universidade Estadual de Campinas.

Nutricionista Bruna Murta, da rede Mundo Verde.

CAPÍTULO V

Aveia: o cereal que regula o intestino

O alimento ainda ajuda a garantir saciedade e reduz o colesterol

Conheça todos os benefícios da aveia

A aveia (Avena L.) é uma planta pertencente à família Poaceae. Seu gênero é composto por aproximadamente 450 espécies, sendo as mais cultivadas a Avena sativa e Avena byzantina. Cereal rico em fibras que pode ser encontrado na forma de farinha, flocos e farelo. O cereal em si não contém glúten, mas como na maior parte do mundo ele é processado junto ao trigo, é considerado um dos alimentos perigosos para os celíacos. Por isso, é importante sempre verificar a embalagem, pois se ele contiver traços dessa proteína, deverá constar na embalagem "contém glúten".

Principais nutrientes da aveia

Aveia - Por 30 g (uma porção)

Calorias..118,2 kcal

Carboidratos...20,1 g

Proteínas..4,2 g

Lipídios...2,4 g

Fibras..2,73 g

Cálcio..14,4 mg

Potássio..100,8 mg

Ferro..1,32 mg

Fósforo..45,9 mg

Magnésio...35,7 mg

Sódio 1,5mg

Zinco 0,78mg

Fonte: Tabela Brasileira de Composição dos Alimentos / Taco - versão 2, UNICAMP (convertida para a porção de 30 g)

O grande diferencial da aveia são suas fibras, mas aqui ela ganha pela qualidade, e não pela quantidade, principalmente devido às beta-glucanas, que traz diversos benefícios ao organismo, como veremos a seguir. No quesito quantidade, é preciso consumir 25 gramas de fibras ao dia, em uma dieta de 2 mil calorias, e o cereal contém 2,73 g a cada porção. Portanto, isso corresponde a 11% das

nossas quantidades diárias. Veja qual porcentagem do Valor Diário*
de alguns nutrientes ela também carrega:

13% de magnésio
11% de zinco
9% de ferro
8% de proteínas
6% de fósforo
6% de carboidratos
1,4% de cálcio.

* Valores Diários de referência para adultos com base em uma dieta de
2.000 kcal ou 8.400 kJ. Seus valores diários podem ser maiores ou menores
dependendo de suas necessidades energéticas.

Benefícios da aveia

Traz saciedade A aveia possui dois tipos de fibras: uma parte são
fibras insolúveis, como a celulose, que as enzimas do nosso corpo
não conseguem "quebrar". No entanto, o destaque do cereal são
suas fibras solúveis, as beta-glucanas, que são parcialmente
digeridas pelo intestino. Elas pegam a água que está no órgão e a
"sugam". Dessa forma, elas crescem de tamanho e vão formando
um gel que forra a parede do estômago e do intestino, retardando o
esvaziamento gástrico e prolongando a saciedade. Sendo assim, o
consumo de aveia é interessante para quem faz dieta.

Mantém o intestino em ordem Uma das funções mais conhecidas
da aveia é a de regular esse órgão. As grandes quantidades de
fibras do alimento, quando entram em contato com a água, formam
um gel que estimula o funcionamento do trânsito intestinal. Além
disso, as fibras do tipo beta-glucana estimulam o crescimento da
microbiota intestinal; ou seja, dos probióticos. Isso ocorre porque
ela serve como "comida" para os lactobacilos. Quando as bactérias
proliferam em cima dessas fibras, existe a produção de uma
substância, o ácido butírico, que estimula os movimentos do
intestino (chamados de peristálticos). O órgão, por sua vez, quando
está sendo estimulado, elimina as substâncias tóxicas mais rápido e

estimula a renovação celular. Isso diminui a chance de câncer intestinal.

Uma equipe de pesquisadores ingleses do Imperial College analisou vinte e cinco estudos que envolviam mais de duas milhões de pessoas e chegou à conclusão de que a alta ingestão de fibra alimentar, particularmente de cereais e grãos integrais, como a aveia, está associada com a redução do risco de câncer colorretal. A cada adição de 10 g por dia de grãos integrais no total de fibras ingeridas, constatou-se uma redução de 10% no risco da doença.

Ajuda a defender o organismo

A aveia não tem uma ação direta na nossa imunidade; porém, por melhorar o trânsito intestinal, ela pode aumentar as defesas orgânicas do nosso corpo, uma vez que contribui para a saúde da flora intestinal. Afinal, 60% do total de imunoglobulinas do nosso corpo estão nele. Toda vez que estimulamos a microbiota intestinal, acabamos produzindo mais anticorpos, o que melhora a imunidade.

Previne doenças crônicas

O cereal também age no controle da glicose e do colesterol. Lembram do gel que as beta-glucanas formam ao entrar em contato com a água? A glicose e o colesterol ficam mais tempo "presos" nesse gel, para depois serem absorvidos. No caso dos açúcares, isso diminui o tempo de absorção dos carboidratos, melhorando os níveis glicêmicos. Por isso, o consumo de aveia é recomendado aos diabéticos. A ingestão do cereal, especialmente na forma de farelo, também é benéfico para quem tem colesterol alto, já que há uma diminuição em até 10%.

Não existem estudos suficientes de que a aveia ajuda no controle da hipertensão, no entanto, sabemos que ela é rica em potássio, mineral importante para modular a pressão arterial, evitando a retenção de líquidos.

Traz mais bem-estar

Por ser uma fonte proteica, a aveia contém triptofano, um precursor da serotonina, neurotransmissor responsável pelo controle do nosso humor (conhecido como amigo do bem-estar). Para a conversão de um para o outro, é necessária a ação de uma enzima, que só funciona bem quando os níveis de alguns nutrientes estão adequados, entre eles, o magnésio, encontrado também em boa quantidade no cereal. Sendo assim, a aveia pode ser uma aliada extra no combate à tristeza e até mesmo da depressão.

Faz bem para a pele

Como é um alimento rico em silício e proteínas, o consumo de aveia também é bom para a renovação de tecidos, como a pele. Isso ajuda nas divisões celulares e deixa o tecido com uma melhor aparência, além de mais saudável.

Como consumir

A aveia é vendida na forma de farinha, flocos (finos e grossos) e farelo. Ela pode ser consumida junto com as frutas de sua preferência ou adicionada aos sucos, shakes e às vitaminas. A aveia também pode fazer parte da preparação de bolos, tortas (doces e salgadas), pães, biscoitos, cookies, empanados, bolinhos e farofa. Outra forma de utilizá-la é no mingau, ela dá a consistência ao leite sem a necessidade do uso de amido de milho para engrossar.

Quantidade recomendada de aveia

Estudos demonstram que 30 gramas, ou seja, aproximadamente três colheres de sopa de aveia diariamente é o suficiente para obter os benefícios do cereal. Por causa do alto teor de fibras, o consumo deve ser acompanhado da ingestão de líquidos.

Comparação com outros alimentos

A aveia é uma ótima fonte energética, sendo que sua porção de 100 g conta com 67 g de carboidratos, perdendo apenas da quinoa, com 68,8 g e do farelo de trigo com 76 g na mesma porção.

Quando se trata em fibras, a aveia é um alimento que detém uma quantidade significativa deste nutriente. Uma porção de 30 g contém 2,7 g da substância, contudo, comparativamente, a linhaça possui um quantidade 3 vezes maior. Porém, é importante considerar que a aveia carrega especificamente as beta-glucanas, tipos de fibras que têm diversas propriedades importantes para a saúde.

Apesar de ter menos minerais do que outros cereais, como podemos ver na tabela abaixo, a aveia ganha do arroz integral, a versão completa do arroz branco, um dos grãos mais consumidos no nosso dia. O indicado é o consumo de 86 g desse alimento, o que equivale a 2 colheres de sopa. Essa porção tem 0,285 mg de ferro e 4,3 mg de cálcio, contra 1,32 mg e 14,4 mg respectivamente desses minerais contidos em 30 gramas de aveia. Ou seja, comparando as porções recomendadas, a aveia contém 3 vezes mais cálcio e 5 vezes mais ferro.

Nutrientes (100 g do grão)	Linhaça	Aveia	Arroz Integral	Farelo de Trigo	Quinoa	Amaranto
Calorias	394 kcal	360 kcal	360 kcal	380 kcal	373 kcal	495 kcal
Carboidratos	67 g	77,5 g	76 g	68,8 g	64 g	43,3 g
Proteínas	14 g	7,3 g	10 g	13,11 g	13,5 g	14,1 g
Gorduras	8 g	1,9 g	2 g	5,77 g	6,89 g	32,3 g
Fibras	9,1 g	4,8 g	2 g	6 g	6,67 g	33,5 g
Cálcio	48 mg	8 mg	18 mg	129 mg	160 mg	211 mg
Potássio	336 mg	75 mg	0	740 mg	509 mg	869 mg
Fósforo	153 mg	106 mg	0	411 mg	558 mg	615 mg
Magnésio	119 mg	59 mg	0	211 mg	249 mg	347 mg
Ferro	4,4 mg	0,3 mg	4,2 mg	9,33 mg	7,5 mg	4,7 mg

Fonte: Tabela Brasileira de Composição dos Alimentos / Taco - versão 2,UNICAMP

Contraindicações

O consumo de aveia é contraindicado para quem tem a doença celíaca, que é causada pela intolerância ao glúten, uma proteína encontrada na aveia (por contaminação do trigo) e em outros alimentos, que provoca dificuldade no organismo de absorver os nutrientes, vitaminas, sais minerais e água. Pessoas que possuem intolerância alimentar também devem evitá-la.

Quem tem síndrome do intestino irritado não deve consumir aveia, pois, por causa da inflamação, precisa de alimentos de fácil digestão. O consumo de muita fibra provoca ainda mais irritação, pois o alimento permanece mais tempo no intestino.

Já os que possuem intestino muito acelerado também devem evitá-la, pois a aveia possui muitas fibras e ajuda a acelerar ainda mais o trânsito intestinal.

Além disso, a aveia não é recomendada para crianças com menos de seis meses, porque o teor de fibras desse alimento é muito alto e a criança ainda não tem um aparelho digestório que consegue digerir de forma eficiente a aveia.

Riscos do consumo em exagero

O excesso de consumo da aveia pode causar intolerância alimentar ou flatulência. Todo alimento em exagero pode criar uma intolerância, isso é individual de cada um. Além disso, como todo item rico em fibras, precisamos de maior quantidade de água para ajudar na digestão, senão é possível criar gases. O excesso de fibras na alimentação também diminui a absorção de zinco e cálcio.

CAPÍTULO VI

Chá verde: bebida que ajuda a diminuir a gordura corporal

Os princípios ativos da bebida aceleram o metabolismo e também contribuem para quebra da gordura

O chá verde veio direto da China, trazendo propriedades para saúde e emagrecimento.

Oriundo da planta Camellia sinensis, a mesma que origina os chás preto e branco, o chá verde tem suas folhas colocadas sob vapor e depois, secas, por isso contém propriedades diferentes. Desta forma previne-se oxidação dos ingredientes e preservam-se os nutrientes.

Entre os derivados da erva, esse é o chá mais popular no Brasil e foi alvo de mais estudos do que seus "irmãos". Estima-se que a bebida corresponde entre 80 e 90% da produção de chá chinês, terra natal dessa planta, que hoje é cultivada em todo o mundo.

Há uma lenda na mitologia chinesa para o chá verde. No ano de 2737 a.C., o imperador Shen Nung costumava tomar água fervida para ter longevidade e uma vida mais saudável. Em uma tarde, enquanto ele fervia sua água de sempre, algumas folhas voaram e caíram em seu pote. Ele experimentou e adorou o sabor, batizando esse chá de "bebida dos céus". Para o paladar de hoje, porém, o gosto do chá é considerado amargo.

Não existe uma tabela nutricional oficial do chá verde, pois a variação de nutrientes na folha depende muito da forma como essa erva foi plantada, adubada e tratada. Até a região em que a Camellia sinensis é plantada interfere em sua composição nutricional. Por isso que ao comparar tabelas nutricionais de diferentes marcas de chá verde, você pode encontrar diferenças, já que elas correspondem a todos esses fatores.

Porém, sabe-se que ele é rico em flavonoides chamados catequinas, fitoquímicos responsáveis pela maior parte de suas propriedades para a saúde. O chá também é rico em cafeína, a quantidade pode variar de 10 a 86 mg por folha. A quantidade máxima de chá verde indicada é de 4 xícaras ao dia, ou 600 ml. Mais do que isso é passível de efeitos colaterais.

Benefícios do chá verde

Atua na composição de gorduras do corpo

Alguns estudos preliminares apontam que umas das catequinas mais presentes no chá verde, a epigalocatequina galato (EGCG), estimula diversas enzimas que controlam o metabolismo das gorduras, inclusive incentivando a quebra delas. Isso faz com que elas sejam mais bem usadas pelo nosso organismo, não ficando apenas paradas no tecido adiposo. Além de promover o emagrecimento, as pessoas que tomam o chá verde obtém uma melhor composição adiposa no organismo, o que reduz as chances de diversas doenças aparecerem, como diabetes e hipertensão. Porém, são necessários mais estudos que comprovem mesmo essa ação.

Traz saciedade

Outras pesquisas indicam que as catequinas interagem com os receptores da leptina, hormônio relacionado à sensação de saciedade do nosso organismo. Ou seja, o consumo do chá nas quantidades recomendadas evita que você coma mais do que o necessário para seu organismo.

Acelera o metabolismo

O chá verde também é conhecido por seu efeito termogênico. Mas ele pode ir além, um artigo publicado em 2011 no jornal científico Obesity Reviews sugere que os polifenóis do chá inibem a ação de uma enzima, dessa forma agindo junto com a cafeína, aumentando sua ação de termogênese e a oxidação das gorduras. O primeiro mecanismo faz com que o metabolismo funcione mais rapidamente, o que queima mais energia do nosso corpo, evitando que ela se torne gordura e se acumule. Já o último faz com que a gordura seja utilizada e reduz seu acúmulo também.

É um potente antioxidante

As catequinas do chá verde tem o poder de combater os radicais livres em nosso organismo. Por isso mesmo a bebida atua na prevenção e/ou tratamento de doenças crônicas como câncer, doenças cardiovasculares e diabetes, além de ajudarem no antienvelhecimento da pele. Alguns especialistas chegam a mensurar que o poder antioxidante desses nutrientes é maior do que a vitamina C ou E. Um estudo feito na China em 2003, por exemplo, revelou que mulheres que consomem chá verde tem menor risco de adquirirem um câncer de mama.

Combate o colesterol

Mais uma vez, o prêmio vai para as catequinas EGCG. Uma pequena fração do colesterol que temos é produzido no corpo, mas a maior parte vem da alimentação. As EGCG reduzem a absorção desse nutriente no nosso intestino, reduzindo assim sua quantidade em nosso corpo. Porém os estudos mostram mais sua ação na redução do LDL, considerado o colesterol ruim, e não no aumento do HDL, o mocinho da história. Além disso, outros polifenóis chamados de taninos também estão relacionados a essa redução do LDL, de acordo com alguns estudos.

Melhora o humor

Existe um aminoácido no Chá Verde chamado L-teanina que é exclusivo dessa planta e deve consistir em cerca de 2% do seu peso. Quando ele é liberado em nosso corpo, vai para o cérebro e lá aumenta a produção de dopamina e serotonina, neurotransmissores que estão ligados à sensação de bem-estar. Ele também aumenta a produção de ondas alfa no cérebro, o que eleva a sensação de relaxamento, de acordo com um estudo feito no Japão em 2005. Como se tudo isso não bastasse, os flavonoides modulam a noradrenalina, hormônio que também está relacionado com a ansiedade. Por fim, a vitamina C, presente no chá mesmo que em baixas quantidades, atua no hormônio cortisol, que sempre é produzido no corpo em situações de estresse e está envolvida na produção da serotonina. Vale a pena consumir o chá, portanto, com sucos de frutas cítricas.

Otimiza a digestão

Mas a ação do chá verde é diferente dos outros chás digestivos, que trabalham aumentando os sucos gástricos. Sua atuação nesse processo ocorre, possivelmente, devido a alguns compostos bioativos que ele traz em sua composição, e que estimulam a microbiota do intestino, também conhecida como flora intestinal.

Essas bactérias são responsáveis por ajudar no trabalho de digestão, principalmente de algumas vitaminas. Como um benefício extra, estimular as bactérias do organismo também melhora a imunidade.

Protege nossa cognição

Ainda não é 100% certo, mas alguns estudos têm demonstrado que o consumo de chá verde pode afastar doenças relacionadas ao declínio da mente, como Alzheimer. Um estudo realizado na Austrália revelou que a bebida pode proteger o cérebro de certos tipos de demência, pois os compostos polifenóis presentes no chá podem apresentar propriedades neuro-protetoras, principalmente contra duas substâncias danosas nessa doença: o peróxido de hidrogênio e uma proteína chamada beta-amiloide. Porém, mais estudos precisam ser feitos antes de darem o veredicto final sobre esse benefício.

Compare o chá verde com outros alimentos

Chá verde é rico em catequinas, substâncias antioxidantes.

Como não há uma tabela nutricional oficial do chá verde, pois sua composição depende de diversas condições de plantio e terra, é mais difícil comparar os valores nutricionais do chá verde com outros alimentos. Porém, é possível confrontarmos alguns valores e propriedades já conhecidos, confira:

As propriedades digestivas do chá verde são diferentes de qualquer outro chá, como hortelã, menta, hibisco, psilium, cáscara-sagrada, zedoária e fucus. Isso porque, enquanto esses atuam estimulando os sucos gástricos, o chá verde parece melhorar a atividade das bactérias boas do intestino, conhecidas como microbiota intestinal, apesar de não haverem comprovações científicas ainda.

A quantidade de cafeína no chá verde é semelhante ao café. Enquanto o último têm 73 mg de cafeína em 60 ml, bem menos do que uma xícara, o chá verde pode conter até 80 mg do nutriente a cada 150 ml, ou seja, uma xícara de chá. Uma quantidade bem maior, e ainda com a vantagem de trazer outras propriedades benéficas para saúde e um efeito calmante que se equilibra com a cafeína. Porém, lembre-se que consumir o chá verde logo após as refeições, como fazemos com o cafezinho, pode prejudicar a absorção do ferro, pois ele contém uma quantidade baixa de taninos, como todo já, que se prende ao mineral dificultando sua absorção.

Quantidade recomendada de chá verde

Os estudiosos se dividem quanto à quantidade ideal de chá verde ao dia. Alguns comentam para se consumir entre três a quatro xícaras, outros para consumir até seis. Como a partir de 600 ml de ingestão diária começam alguns efeitos colaterais, o melhor é não ultrapassar essa quantidade, que equivale a quatro xícaras de chá por dia. A vantagem de seguir essa quantidade é reduzir um pouco a diurese excessiva provocada pela ingestão dessa bebida.

Riscos

Quando consumido em altas doses, o chá verde pode sim fazer mal. A grande quantidade de cafeína pode causar insônia, apesar dos efeitos calmantes do chá, e também levar à gastrite, por aumentar a secreção gástrica.

Ultrapassar a ingestão recomendada de 600 ml também pode reduzir a absorção de diversos nutrientes, como o ferro e cálcio, sendo que a ausência do último é perigosa para mulheres na menopausa. Por isso, mesmo consumindo apenas essa quantidade, é muito importante não tomar o chá verde durante as refeições.

Contraindicações

Gestantes devem evitar tomar o chá verde, pois ele pode reduzir o fluxo do sangue para a placenta, dificultando o desenvolvimento do feto.

Pessoas com hipertireoidismo também devem evitar o chá, já que elas estão mais propensas à aceleração do metabolismo, devido a maior produção de hormônios da tireoide. Também é contraindicado a hipertensos, pessoas com glaucoma e irritações gástricas.

O chá verde também pode ter interações medicamentosas com remédios que estimulam o sistema nervoso simpático, portanto ele não é indicado para quem os ingere. Vale consultar seu médico antes de começar a tomar.

Como consumir o chá verde

O chá verde pode ser encontrado em pó, saquinhos e até mesmo cápsulas. Mas nenhuma dessas versões preserva os nutrientes originais e mais importantes do chá como as folhas da erva, que deve ser preparada em forma de infusão.

Mas é preciso tomar alguns cuidados ao preparar seu chá verde em casa. Ao fazer a infusão é muito importante não deixar a água ferver. Coloque a água no fogo e espere formar as primeiras bolhas. Então, acrescente duas colheres de sopa na água, desligue o fogo e deixe por cinco a dez minutos, abafando. Para reduzir o efeito estimulante, experimente descartar essa primeira água e então repetir o processo.

Depois de pronto, ele deve ser conservado em um recipiente de vidro na geladeira ou em garrafa térmica, e suas propriedades permanecem intactas por apenas 24 horas.

Onde encontrar

O chá verde pode ser encontrado em lojas de produtos naturais, supermercados e ervanários. Mas é preciso tomar muito cuidado com a procedência, principalmente se você for comprar a erva natural.

CAPÍTULO VII

Chia: a semente que emagrece e reduz a gordura

Ela manda a fome embora e é capaz de controlar a glicemia e baixar o colesterol

A chia (Salvia hispanica L.) é uma planta herbácea da família das lamiáceas, da qual também fazem parte o linho e a sálvia, tanto que é conhecida como "salvia hispânica". Originária do México, suas sementes já eram utilizadas como alimento pelos povos das civilizações da América Central há muitos séculos. A importância do consumo desta semente tem sido reforçada por especialistas em nutrição humana, uma vez que nela são encontrados ácidos graxos poli-insaturados essenciais, fibras, proteínas e outros nutrientes. Mas a fama notória da chia foi conquistada graças aos seus efeitos sobre a dieta, pois a semente é capaz de favorecer o emagrecimento. Consumi-la significa colher uma lista de benefícios, que incluem desde regular as taxas de colesterol sanguíneo até fortalecer o sistema imunológico.

Semente de chia - por 25 g (uma porção)

Calorias	122 kcal
Carboidratos	10,53 g
Proteínas	4,14 g
Gorduras	7,69 g
Gorduras saturadas	0,833g
Gorduras monoinsaturadas	0,577g
Gorduras poli-insaturadas	5,917 g
Fibras	8,6 g
Cálcio	158 mg
Fósforo	215 mg
Magnésio	84 mg
Potássio	112 mg
Ferro	1,93 mg
Zinco	1,15 mg
Vitamina A	14UI
Vitamina B1 (Tiamina)	0,155 mg
Vitamina B2 (Riboflavina)	0,043mg
Vitamina B3 (Niacina)	2,208mg

Tabela do Departamento de Agricultura dos Estados Unidos

A chia pode ser facilmente consumida junto a saladas ou na mistura de sucos e vitaminas, além de outras receitas, na quantidade de duas colheres de sopa, que equivale a 25 gramas. Ela contém alto teor de ácidos graxos poli-insaturados essenciais, tipos de gorduras consideradas benéficas ao organismo, sendo rica em ácido graxo alfa-linolênico, também conhecido como ômega 3.

Ela também contém carboidratos considerados de baixo índice glicêmico, pois aproximadamente 34,4% da porção de 100 g da semente é composta por fibras alimentares. Por fim, a semente ainda contém compostos fenólicos sendo considerada uma fonte natural de antioxidantes. Entre eles estão o ácido cafeico e ácido clorogênico.

Sua semente é considerada como uma boa fonte proteica por possuir um alto teor de proteínas, sendo em sua maior parte aminoácidos essenciais, ou seja, aqueles que não são produzidos pelo nosso organismo (isoleucina, leucina, lisina, metionina, fenilalanina, treonina, triptofano, valina e histidina). Para se ter uma idéia, precisamos consumir cerca de 50 gramas de proteínas todos os dias de acordo com a Agência Nacional de Vigilância Sanitária (Anvisa), considerando uma dieta de 2 mil calorias diárias. Isso significa que 25 gramas de chia contém 8% da proteína que precisamos em um únicodia.

Mas a chia transborda mesmo em quantidade de fibras, duas colheres de chia contêm 8,6 g delas. Como temos que consumir 25 gramas dessas substâncias ao dia, isso quer dizer que uma porção tem 34% das fibras de que precisamos diariamente. Veja qual porcentagem do Valor Diário* de alguns nutrientes ela também carrega:

32% de magnésio
16% de zinco
15% de cálcio
13% do ferro
13% de vitamina B3 (niacina)
12% de vitamina B1 (tiamina)
3%de vitamina B2(riboflavina).

* Valores Diários de referência para adultos com base em uma dieta de 2.000 kcal ou 8.400 kJ. Seus valores diários podem ser maiores ou menores dependendo de suas necessidades energéticas.

Benefícios da chia

Ajuda a emagrecer

Um dos motivos que fazem da chia uma grande aliada na perda de peso está na sensação de saciedade que a semente proporciona. Suas fibras têm a capacidade de absorver muita água, transformando-se em uma espécie de gel. É só fazer o teste, deixando uma porção de molho num copo para perceber a semente inchando em pouco tempo. Quando é ingerida, a reação é semelhante. Em contato com os sucos gástricos, suas fibras se transformam nesse gel, que aumentam a dilatação do estômago. É esse mecanismo um dos fatores que favorecem a saciedade e, consequentemente, acarreta um menor consumo de alimentos.

Além disso, o consumo regular de chia pode ser benéfico para evitar a formação de gordura localizada, outra grande inimiga de quem luta contra os ponteiros da balança. Um estudo publicado no European Journal of Clinical Nutrition validou uma pesquisa em que onze indivíduos saudáveis consumiram a semente por 12 semanas e obtiveram redução na glicemia após a refeição, ou seja, não houve picos de insulina no sangue, sendo assim, a glicose foi liberada lentamente no organismo. Tal processo evita que a gordura seja acumulada e, por consequência, afasta o excesso de peso. Os participantes do estudo também relataram diminuição do apetite até 120 minutos após o consumo da refeição, diferentemente dos indivíduos que não consumiram a chia, mostrando assim seu efeito no aumento da saciedade.

Previne e controla o diabetes

Por conter fibras e aumentar o tempo de liberação da glicose, a chia pode ser relacionada com a prevenção do diabetes tipo 2. Funciona da seguinte forma: a digestão dos carboidratos começa na boca e termina no intestino, onde partes maiores de carboidrato são transformadas em tipos diferentes de açúcar (glicose, frutose, galactose) para serem absorvidos. Quando consumida com fontes de carboidratos (frutas, massas, pães), as fibras da chia têm como efeito a diminuição da velocidade com que o carboidrato sai do estômago e chega ao intestino, para terminar de ser digerido e absorvido, justamente por se transforarem em um gel. Dessa forma, a glicose é liberada lentamente na corrente sanguínea, fazendo com que o hormônio insulina, necessário para transportá-la até as células, também seja liberado em pequenas doses. A vantagem de tudo isso é que com menos doses desse hormônio circulando no organismo, evita-se assim uma condição chamada resistência à insulina. O quadro ocorre quando é preciso uma quantidade maior do composto para que a mesma quantidade de glicose seja armazenada, e em longo prazo favorece o aparecimento do diabetes tipo 2.

Previne doenças cardiovasculares
O consumo regular de chia é capaz de evitar doenças como infarto, derrame e hipertensão graças as suas grandes quantidades de ômega 3. Esse ácido graxo reduz a formação de coágulos sanguíneos e arritmias, além de diminuir o colesterol circulante no sangue. Além disso, o ômega-3 ajuda na regulação da pressão dos vasos sanguíneos, uma vez que aumenta a fluidez sanguínea, evitando assim, o aumento da pressão arterial.

Regula o colesterol
De toda gordura que compõe a chia, aproximadamente 77% são formados por ácidos graxos ômega 3 e ômega 6. Essas gorduras têm como uma de suas principais propriedades, reduzir o colesterol ruim (LDL) e aumentar o colesterol bom (HDL), além de baixar os triglicérides na corrente sanguínea. Além disso, as fibras da semente também têm efeito benéfico na diminuição da concentração dos lipídios no sangue, que é o caso do colesterol.

Efeito desintoxicante
Os antioxidantes, como o ácido cafeico, de sua composição, são responsáveis por auxiliar na desintoxicação do fígado, além de

impedir a formação de radicais livres que agem destruindo as membranas celulares e desencadeando o processo de envelhecimento.

Fonte de cálcio

Por ter bastante cálcio, a chia é uma alternativa para indivíduos que têm intolerância à lactose, necessitando de fontes alternativas desse mineral. Porém, alimentos como tofu e gergelim contêm maiores quantidades de cálcio, e vale consumi-los também.

Protege o cérebro

Ela também pode favorecer as ligações cognitivas no cérebro. Muitos estudos relacionam os ácidos linoleico e alfa-linolênico presentes na semente com a formação das membranas celulares, as funções cerebrais e a transmissão de impulsos nervosos.

Pele e cabelos mais bonitos

Em sua composição nutricional, a chia também apresenta vitamina A, nutriente que age como antioxidante contra os radicais livres e também auxilia na redução da acne e prevenção do ressecamento da pele. A semente também leva vitamina B2, importante na saúde da pele, unhas e cabelos.

Efeito anticelulite

Já se sabe que a chia contém quantidades significativas de ômega 3 e muitos estudos têm relacionado o consumo desse ácido graxo com a diminuição da inflamação, o que seria interessante para diminuir e evitar celulite, um processo inflamatório do organismo.

Fortalece a imunidade

Por conter minerais como o selênio e zinco, que auxiliam o sistema imunológico, a chia é importante para reforçar as defesas, afastando de perto doenças como gripes, resfriados e processos infecciosos. Além disso, por ter nutrientes como fósforo, manganês, cálcio, potássio e sódio, a semente é indispensável para a manutenção da integridade e saúde das células.

Boa fonte de ferro

O mineral, presente em grande quantidade na chia, é muito bem absorvido nesse alimento. Ele é o principal nutriente na formação dos glóbulos vermelhos, que transportam o oxigênio pelo nosso corpo. A redução desses glóbulos e da oxigenação levam à anemia, fadiga e cansaço, aumenta os riscos de infecções e também se relaciona a uma queda na imunidade.

Quantidade recomendada de chia

Os especialistas dizem que não há uma quantidade diária estabelecida para o consumo da chia. No entanto, estudos conduzidos em humanos que obtiveram resultados positivos utilizaram 25 g da semente, aproximadamente duas colheres de sopa, uma vez ao dia. Cabe salientar que alguns usaram mais. Mas como ela é calórica, o mais recomendado é manter os 25 g diários.

Como consumir a chia

Ela pode ser consumida crua, triturada ou em forma de gel ou na forma de óleo. A semente mantém suas propriedades em todas estas formas de consumo. Veja como usá-la:

Salada de chia e quinoa

Em forma de gel: deixe uma colher de sopa da semente de molho em 60 ml de água durante aproximadamente 30 minutos. O ideal é consumir o gel assim que ele estiver formado, não sendo recomendado guardar a mistura para comer depois. Depois que a goma é formada, você pode consumi-la na forma pura sem acompanhamentos (ainda que seja pouco comum) ou usá-la no preparo de mingau, sopas, batida em sucos ou em receitas de bolo e até adicionando à molhos de massas, por exemplo.

Substitua os ovos das receitas: o gel formado pela chia pode ser um ótimo substituto do ovo em receitas. Misturando uma colher de sopa da farinha de chia com 60 ml de água, você obtém uma quantidade de gel suficiente para substituir um ovo em qualquer preparação.

Semente seca: em vez de produzir o gel, você pode fazer diferente e adicionar a semente a líquidos como sucos, iogurtes e vitaminas. Uma sugestão é comer a porção no lanche entre as refeições, pois um pote de iogurte desnatado (160 ml) com uma colher de sopa de chia contém apenas 70 calorias.

Óleo da chia: ele pode ser usado para temperar saladas ou para regar a refeição quando já estiver no prato. O aquecimento do óleo de chia não é recomendado, pois o ômega 3 é facilmente oxidado com o calor, perdendo assim suas propriedades.

Na forma de farinha: a farinha pode ser misturada a frutas, sopas, mingaus e sucos de forma mais prática. Esta versão também pode substituir a farinha de trigo no preparo de receitas de pães e bolos. Outra boa pedida é comprar o grão, liquidificar, acondicionar a farinha em um pote e armazenar em geladeira para depois consumir junto da salada.

Chia sozinha ou com outros grãos? Normalmente as pessoas misturam grãos, fontes de nutrientes diferentes, para atingir um benefício específico, nem sempre promovido por todos os grãos do mix. Com benefícios à saúde próximos ao da chia, temos a linhaça, o gergelim e o girassol. Mas não é recomendado consumir uma porção de cada uma deles por dia, devido à alta quantidade de calorias que essas sementes possuem. Sendo assim, uma solução pode ser fazer um mix destes grãos e consumir até 25g do mix ao dia.

Compare a chia com outros alimentos
Em relação à gordura, ela só perde da linhaça que contém 32,3 g em 100 g de alimento enquanto a chia tem em sua composição 30,74 g em 100 g. Mas vale lembrar que grande parte dessa gordura é proveniente de ômega-3 e omêga-6, benéficos para saúde e que equilibram as taxas de colesterol.

Se compararmos, porém os ácidos graxos dos peixes de águas profundas, como o salmão, e dos vegetais, existem diferenças. O ômega-3 de origem animal contém mais componentes EPA (ácido eicosapentaenoico) e DHA (ácido docosahexaenóico) do que os de origem vegetal, que não produzidos por nosso organismo e trazem mais benefícios à saúde cardiovascular.

A chia contém 631 mg de cálcio em 100 g. Mas vale lembrar que apesar de 100 gramas da semente terem mais cálcio do que um copo de leite integral (234 mg), é contraindicado consumir toda essa quantidade do grão, e o mineral do leite é mais facilmente absorvido pelo nosso organismo. Uma porção diária de chia (ou seja, 25 g) tem 158 gramas de cálcio, perdendo para o leite. E seria preciso mastigar muito bem o grão para dispor de todo o mineral que ele contém. Isso torna a semente uma boa opção para quem não pode consumir lactose e precisa de cálcio.

A semente também contém 112 mg de potássio e 84 mg de magnésio em 25 g enquanto o farelo de trigo (obtido como sobra do processo de refino do trigo, que dá origem à farinha de trigo) não apresenta nenhum dos dois micronutrientes. O magnésio é um mineral que não faz falta em pessoas que consomem as cinco porções recomendadas de vegetais, pois é abundante nesses alimentos. Porém, como a maior parte dos brasileiros não consome os 400 gramas de vegetais e frutas diários indicados pelo Ministério da Saúde (cerca de 90% de acordo com a Pesquisa de Orçamentos Familiares do IBGE), ela é uma boa alternativa para não perder o mineral.

A chia é considerada uma boa fonte de ferro, pois além de ter o mineral em alta quantidade, ele é mais fácil de ser absorvido na semente do que em alguns vegetais, pois eles acabam presos em uma substância chamada fitato. 25 g de chia contêm 1,93 g de ferro, 65 g de espinafre (o que equivale à quantidade recomendada de folhas verdes escuras para um dia) têm 1,77 g do mineral.

Na tabela abaixo você compara a semente com a quinoa, o trigo, a aveia, a linhaça e o amaranto - cinco outros grãos consumidos pelos brasileiros:

Nutrientes (100 g do grão)	Aveia	Farelo de Trigo	Quinoa	Amaranto	Chia	Linhaça
Calorias	394kcal	360kcal	380 kcal	373kcal	485kcal	495 cal
Carboidratos	67 g	76g	68,8g	64g	42,12 g	43,3 g
Proteínas	14 g	10g	13,11 g	13,5g	16,54 g	14,1 g
Gorduras	8 g	2g	5,77 g	6,89g	30,74 g	32,3 g
Fibras	9,1 g	2g	6 g	6,67g	34,4 g	33,5 g
Cálcio	48 mg	18mg	129 mg	160mg	631 mg	211 mg
Potássio	336 mg	0	740 mg	509mg	407 mg	869 mg
Fósforo	153 mg	0	411 mg	558mg	860 mg	615 mg
Magnésio	119 mg	0	211 mg	249mg	335 mg	347 mg
Ferro	4,4 mg	4,2mg	9,33 m	7,5mg	7,72 mg	4,7 mg

Tabela Brasileira de Composição dos Alimentos (TACO) - versão 2, UNICAMP.

Fonte sobre dados nutricionais da chia: Departamento de Agricultura dos Estados Unidos

Contraindicações

Não há contraindicação ao consumo da chia, porém suplementos devem ser utilizados somente com prescrição médica ou nutricional.

Riscos

A chia é um carboidrato, apesar de conter fibras, em excesso, pode levar ao aumento de peso, constipação intestinal (principalmente se o indivíduo não tomar quantidade suficiente de água) e pode levar a desconfortos gástricos uma vez que retarda a saída dos alimentos do estômago.

O consumo excessivo de fibras pode interferir negativamente na absorção de minerais como cálcio e zinco.

Onde encontrar

A chia pode ser encontrada em supermercados comuns, lojas de produtos naturais e, até mesmo, em lojas de produtos naturais que vendem seus produtos pela internet.

CAPÍTULO VIII

Cranberry: benefícios, como consumir e usos para infecção urinária

Rico em antioxidantes, ele combate gastrite e até candidíase

Cranberry é rico em antioxidantes

Arbusto pequeno originário da América do Norte, o cranberry era usado por tribos indígenas como alimento, em cerimônias e como medicamento. A planta dá origem a um fruto vermelho bastante ácido atualmente usado para consumo direto ou na culinária. No Brasil, o mais comum é o consumo do suco.

Outros nomes do cranberry

Oxicoco, arando-vermelho, mirtilo-vermelho, airela.

O cranberry é rico em proantocianidina, substância apontada por estudos como sendo de 15 a 25 vezes mais potente do que a vitamina E para inibir a aderência e evitar a translocação (saída do intestino para o trato urinário) de bactérias principalmente do tipo E.coli na mucosa da bexiga, combatendo infecções do trato urinário. A fruta ainda é composta pelas vitaminas C e E, mas tais nutrientes se tornam pouco significativos dentro de uma dieta que respeite a recomendação diária de ingestão do alimento. O cranberry ainda oferece substâncias antioxidantes, como os flavonoides e ácidos fenólicos ao organismo.

	CRANBERRY	SUCO DECRANBERRY
Água(g)	87,13	87,13
Calorias(Kcal)	46	46
Proteínas(g)	0,39	0,39
Carboidratostotais(g)		12,212,2
Fibras(g)	4,6	0,1
Açúcar(g)	4,04	12,1
Lipídios(g)	0	0,13
Cálcio(mg)	8	8
Ferro(mg)	0,25	0,25
Magnésio(mg)	6	6
Fósforo(mg)	13	13
Potássio(mg)	85	77
Sódio(mg)	2	2
Zinco(mg)	0,1	0,1

Vitamina C (mg) 13,3   9,3
Vitamina A (µg)3   2
Vitamina E (mg) 1,2   1,2
Vitamina K (µg)5,1   5,1

Benefícios do cranberry

O principal destaque do cranberry é a crescente evidência de sua eficácia na prevenção de infecções do trato urinário, como a cistite. A fruta também é utilizada por pacientes com bexiga neurogênica, doença do sistema nervoso ou de nervos envolvidos no controle da micção, assim como por pessoas que sofrem de incontinência urinária com o objetivo de desodorizar a urina.

Algumas pessoas usam cranberry para aumentar o fluxo de urina, matar germes, acelerar a cicatrização da pele e ajudar a controlar a febre. A ingestão da fruta ainda é comum entre portadores do diabetes tipo 2, da síndrome da fadiga crônica, do escorbuto, da pleurisia, de câncer e de doenças cardiovasculares pelo alto teor de antioxidantes nela presentes.

Estudos mostram ainda que a presença de proantocianidinas é capaz de impedir a fixação da bactéria Helicobacter pylori na mucosa estomacal, evitando, assim, gastrites e úlceras. Há evidências também de que o cranberry seja capaz de barrara colonização de bactérias periodontopatogênicas, causadoras da placa bacteriana.

Onde encontrar o cranberry

No Brasil é mais difícil encontrar a fruta *in natura*, porém nas versões congeladas e secas é um pouco mais fácil O suco de cranberry também pode ser usado e podem ser encontrados em supermercados, lojas de produtos naturais e feiras orgânicas. A versão em cápsula (extrato) é frequentemente recomendada por nutricionistas e ginecologistas por serem mais fácil de administrar em altas doses.

Como consumir o cranberry

O consumo de cranberry é seguro para a maior parte das pessoas, desde que a ingestão não ultrapasse a quantidade diária recomendada (480 ml). Para gestantes e mulheres no período de aleitamento só não é recomendada a ingestão de suplementos de cranberry, pois não se sabe se eles são seguros para este público, por não ter ainda estudo que comprovem sua segurança no uso e na quantidade.

Riscos do consumo de cranberry

O cranberry contém quantidades significativas de ácido salicílico, semelhante à aspirina, portanto deve ser evitado por pessoas alérgicas ao medicamento. Vale lembrar ainda que alguns sucos de cranberry têm açúcar de adição, não sendo recomendados por portadores do diabetes para esses pacientes o uso recomendado é da fruta *in natura*.

O suco de cranberry ainda é rico em oxalato, podendo aumentar os níveis dessa substância química na urina em até 43%. Como pedras no rim são formadas principalmente pela combinação de oxalato com cálcio, a ingestão máxima recomendada do suco para pessoas com histórico da doença deve ser estabelecida por um profissional de saúde.

Efeitos-colaterais do consumo de cranberry

Beber muito suco pode causar dor de estômago e diarréia leve.

O cranberry estende o tempo de permanência da varfarina, medicamento usado para retardar a coagulação do sangue, no organismo. Assim, o consumo por quem usa o fármaco pode aumentar o risco de hematomas e sangramento.

O cranberry diminui a velocidade com que o fígado metaboliza alguns medicamentos. Beber suco de cranberry durante um tratamento com medicação que é alterada pelo fígado, portanto, pode aumentar os efeitos esperados e os efeitos colaterais do remédio.

Alimentação balanceada mantém o fígado saudável e o corpo livre de toxinas

Quantidades recomendadas de cranberry

Especialistas usaram diferentes quantidades de suco de cranberry em suas pesquisas, mas estudos consistentes publicados no American Journal of Clinical Nutrition, em 2011, e The Journal of Nutrition, em 2010, apontaram benefícios significativos com o consumo diário de aproximadamente 480 ml da bebida. Vale lembrar que a pesquisa foi realizada nos Estado Unidos, local onde a Cranberry pode ser encontrada e consumida in natura.

Fontes consultadas:
United States Department of Agriculture
Nutricionista do Esporte Israel Adolfo, Especialista em Fisiologia do Exercício (UNIFESP)
Nutróloga Marcella Garcez Duarte nutróloga, diretora da Associação Brasileira de Nutrologia (Abran)
Nutrólogo Roberto Navarro, membro da Associação Brasileira de Nutrologia (Abran)
Aqui no Brasil é possível consumir o suco industrializado, que não contém as mesmas vitaminas e minerais da fruta e pode contar com adição de açúcares.

CAPÍTULO IX

Creatina favorece a hipertrofia muscular

Entenda para que serve e como tomar o suplemento que dá mais energia

Creatina ajuda na hipertrofia muscular

A creatina é um aminoácido e está presente tanto nos alimentos de origem animal quanto no organismo humano, que o produz. A maior reserva de creatina do organismo está nos músculos esqueléticos, tanto na forma livre como na forma de creatina-fosfato o qual tem por função regenerar o ATP (trifosfato de adenosina) no citoplasma celular.

Para que serve a creatina

Suplementos de creatina são especialmente bons para praticantes de atividades físicas de alta intensidade. Contudo, alguns estudos mostram que esta suplementação também pode ser interessante para outras questões. Entre elas a preservar a massa muscular em idosos e prevenir doenças como Parkinson, Huntington e Alzheimer.

Benefícios comprovados da Creatina

Bom para quem pratica exercícios: A Creatina tem por função regenerar o ATP (trifosfato de adenosina) no citoplasma celular. O ATP é a principal fonte de energia do organismo e por isso sua presença é essencial para o desempenho físico.

Quando há estoque de creatina, o que pode ocorrer por meio do suplemento de creatina, o indivíduo consegue manter o exercício por um período maior de tempo e com maior carga. Isso pode levar favorecer a hipertrofia muscular, contudo é importante ficar atento porque creatina possui alguns efeitos colaterais como a retenção hídrica, que pode muitas vezes levar a uma falsa ideia de massa muscular.

Bom para quem tem atrofia giratória da coroide e retina: Nesta rara doença, com cerca de 100 casos descritos mundialmente, os pacientes tem altas concentrações de ornitina que impedem a síntese de creatina no organismo levando a uma deficiência secundária de creatina. A falta de creatina pode causar piora neurocognitiva, portanto a suplementação com creatina teria um papel em normalizar os níveis de creatina no cérebro.

Uma pesquisa publicada na revista científica Molecular Genetics metabolismo concluiu que a suplementação com a creatina de fato é benéfica para pacientes com atrofia giratória da coroide e retina.

Benefícios em estudo da creatina

Preserva a massa muscular em idosos: Estudos têm evidenciado que a suplementação de creatina como adjuvante terapêutico, além de segura (sem evidências de efeitos colaterais), proporcionou melhorias do metabolismo e da qualidade muscular, contribuindo para a melhora da aptidão física e reduzindo a sarcopenia , perda de massa muscular, em idosos.

Previne e é bom para quem tem doença de Parkinson: O suplemento de creatina pode ser benéfico para quem tem a doença de Parkinson. Há uma hipótese de que a creatina poderia ser benéfica no tratamento do Parkinson por estabilizar a função mitocondrial e agir como antioxidante. Tanto a disfunção mitocondrial como o estresse oxidativo tem implicação na doença.

Uma pesquisa publicada na revista científica Neurorehabilitation and Neural Repair concluiu que a suplementação com creatina pode aumentar a resistência durante os treinos. Contudo, os estudos ainda são controversos, sendo que alguns não têm apresentado resultados positivos quando é feita a comparação entre a suplementação de creatina e o placebo.

A creatina proporciona energia

Previne e é bom para quem tem doença de Alzheimer: O suplemento de creatina pode ser bom para quem tem doença de Alzheimer e para preveni-la. Isto porque esta doença tem como uma característica o estresse oxidativo acentuado e a deterioração do metabolismo da creatina, o que impede a renovação do ATP e consequentemente a falta de energia para as células nervosas. Estudos com animais e também com humanos, mostraram que a suplementação com creatina pode melhorar significativamente vários sintomas comuns de doenças neurológicas como a de Parkinson. Contudo, ainda são necessárias mais pesquisas para comprovar o benefício.

Bom para pessoas com insuficiência cardíaca: A suplementação com creatina poderia ser benéfica para pacientes com insuficiência cardíaca porque ela poderia melhorar a força muscular cardíaca, peso corporal e até mesmo a resistência.

Contudo, um estudo realizado em 2012 aponta como conclusão que a suplementação com 5 g de creatina ao dia, durante seis meses, em indivíduos do sexo masculino com insuficiência cardíaca não promoveu melhora significativa na capacidade funcional desses pacientes. Portanto, ainda são necessárias mais pesquisas para comprovar o benefício.

Previne a doença de Huntington: A suplementação oral com creatina pode exercer efeitos neuro-protetores. A suplementação oral com creatina resulta em efeitos neuro-protetores in vivo, o que pode representar uma nova estratégia terapêutica para a doença de Huntington e outras doenças neuro-degenerativas. Uma pesquisa feita com animais e publicada no The Journal of Neuroscience concluiu que a creatina contribui para a prevenção da morte celular e, consequentemente, prevenir a doença de Huntington.

Como tomar

O suplemento de creatina pode ser consumido na forma de pó ou cápsula. Ele só pode ser ingerido com a orientação de um médico ou nutricionista e o consumo deve ser realizado de acordo com a recomendação do profissional. Após 90 dias de uso contínuo, a orientação é realizar uma pausa de um mês para evitar que o organismo cesse a produção da substância.

Quantidade recomendada

A quantidade recomendada de creatina varia de acordo com o estado de saúde de cada indivíduo. Geralmente no caso de atletas a orientação varia entre 2 e 3 gramas ao dia.

Cuidados ao consumir

Pessoas que pretendem consumir o suplemento de creatina precisam tomar alguns cuidados. É necessário que a empresa fabricante da creatina tenha uma certificação da Agência Nacional de Vigilância Sanitária (ANVISA). Além disso, o suplemento só pode ser ingerido após a orientação de um nutricionista ou médico.

É importante que a dieta das pessoas seja equilibrada em todos os nutrientes. Para objetivos de hipertrofia é necessário que o indivíduo tenha um consumo proteico adequado, uma vez que necessita de todos os aminoácidos essenciais para recuperação da massa muscular. Juntamente com o consumo do suplemento, ingira bastante água para evitar problemas nos rins.

Combinações com a creatina

Creatina + glicose: Estudos apontam que o consumo de creatina junto com glicose, cerca de 100 gramas, aumenta o conteúdo muscular deste composto em aproximadamente 10%. Há uma elevação da captação de creatina pela fibra muscular, e, consequentemente, sua ingestão com carboidratos simples pode aumentar o efeito da creatina.

Creatina + proteína: Esta combinação é importante para a recuperação da massa muscular.

Realizar suplementação de cafeína não melhora a eficiência da suplementação oral de creatina, isto porque a cafeína suprime o efeito da suplementação de creatina. Além disso, a associação da cafeína e da erva efedrina com a creatina pode aumentar o risco de sérios efeitos colaterais, como o derrame.

Converse com o seu médico sobre o uso do suplemento de Creatina se você consome os seguintes medicamentos:

Anti-inflamatórios não esteroidais (NSAIDs), como ibuprofen (Motrin, Advil) e naproxen (Aleve), eles podem aumentar o risco de dano renal.

Diuréticos: aumenta o risco de desidratação e dano renal.

Cimetidina: pode aumentar o risco de dano renal.

Probenicida: droga usada para o tratamento de gota, pode aumentar o risco de dano renal.

Medicamentos que afetam os rins.

Quem pode e quem não pode consumir

A creatina geralmente é recomendada para indivíduos praticantes de atividades físicas de força de alta intensidade e curta duração. Este suplemento não pode ser consumido por lactantes e gestantes por falta de estudos sobre seus efeitos neste público. O suplemento de creatina também não é orientado para crianças e adolescentes. Diabéticos também precisam tomar cuidado com o consumo de suplementos de creatina, isto porque alguns estudos apontam que este grupo tem maior risco de problemas renais e a creatina poderia sobrecarregar este órgão. Pessoas com problemas renais precisam tomar cuidado ao ingerir suplementos de creatina, justamente porque o suplemento poderia sobrecarregar o rim.

Efeitos colaterais da creatina

Existe a possibilidade do consumo do suplemento de creatina causar alguns efeitos colaterais. Um deles é a retenção de líquidos. A creatina é osmoticamente ativa, provoca aumento de seu conteúdo intracelular na forma de creatina livre e creatina fosfato no músculo, isso pode induzir um influxo de água para dentro da célula muscular, aumentando a água intracelular, o que pode dar uma falsa sensação de ganho de massa muscular. Também há a possibilidade da creatina ter um efeito citotóxico, impedir o crescimento da célula. Isso porque a creatina pode ser convertida a formaldeído e peróxido de hidrogênio. O formaldeído poderia se ligar a proteínas e ao DNA levando acitoxidade.

Riscos ao ingerir em excesso

Ingerir altas doses de creatina, superior a 10 gramas em cada dose pode levar a uma série de complicações. Algumas delas são: dores no estômago, náuseas, diarreia e problemas cardíacos. Quando suplementada em altas doses a creatina, por virar creatinina nos rins pode levar a toxicidade e insuficiência renal, uma vez que a filtração ficará prejudicada. Porém, os efeitos da suplementação de creatina sobre a função renal são debatidos intensamente na literatura científica e existem especialistas que afirmam que a creatina pode não afetar os rins, ainda são necessários mais estudos para identificar se há problemas ou não. Algumas pesquisas também têm apontado que em excesso a creatina pode afetar a saúde do fígado.

Fontes consultadas:
Nutricionista Karina Valentim da PB Consultoria em Nutrição
Nutricionista Cátia Medeiros da Atual Nutrição

CAPÍTULO X

Farinha de banana verde: emagrece e reduz risco de diabetes

O amido resistente dessa fruta evita picos de glicose no seu sangue e traz saciedade

Farinha de banana verde evita acúmulo de gordura e picos de glicose no sangue

A farinha de banana verde é feita justamente com a fruta que ainda não amadureceu. Mas comer uma fruta verde não faz mal? No caso da banana, ela está cheia de benefícios e o principal deles é o tal do amido resistente. Por ser digerido apenas no intestino, e não no estômago, ele traz uma série de benefícios para o nosso organismo, como turbinar a imunidade, melhorar a digestão e até fazer bem aos índices glicêmicos.

Principais nutrientes da farinha de banana verde

Banana maçã - Composição nutricional (100 g)

Nutrientes	Banana Maçã Madura	Banana Maçã Verde
Calorias(Kcal)	*121*	*100*
Proteínas(g)	*1,22*	*1,32*
Gorduras totais(g)	*0,48*	*0*
Carboidratos(g)	*30,19*	*27,3*
Fibras(g)	*2,16*	*3,63*

Fonte: Faculdade de Ciências Farmacêuticas da Universidade de São Paulo (USP)

A banana verde pode ter de 55 a 93% de seu amido na forma resistente, uma forma de carboidrato muito mais saudável para o organismo e responsável pela maior parte de seus benefícios à saúde, por ser digerido apenas no intestino delgado e não se converter em glicose que será liberada na corrente sanguínea. Além disso, ela apresenta menos sacarose, um tipo de açúcar natural da fruta.

Além disso, a banana verde tem menos calorias e carboidratos, como é possível verificar na tabela acima, o que ajuda a reverter o ganho de peso. E possui zero gordura, o que permite a inclusão de outros alimentos com gorduras boas na refeição. Para completar, ela possui mais fibras do que a banana madura também, o que melhora também o trânsito intestinal.

A farinha mantém os principais nutrientes da banana verde, mas não se sabe ao certo o quanto ela conserva do aminoácido triptofano, por exemplo, precursor da serotonina, neurotransmissor relacionado à sensação de bem-estar.

Não existe uma tabela oficial da farinha de banana verde, mas dois estudos computaram seu teor de nutrientes e chegaram a mesma composição:

Farinha de banana verde - 30 g (uma porção)
Calorias..99,1 kcal
Carboidratos...22 g

Proteínas...0,66 g
Gorduras..0 g
Fibras..2,66 g
Fósforo..57 mg
Cálcio...47,1 mg
Magnésio...9,24 mg
Ferro..0,92 mg
Manganês..0,04 mg

Fonte: Estudo Caracterização da farinha de banana verde. Ciênc. Tecnol. Aliment. vol. 29 № 2 Campinas Abril/Junho 2009; Estudo Composição química de misturas de farinhas de banana verde com castanha do brasil. Rev. Inst. Adolfo Lutz;69(3):396-402, jul.-set. 2010 - Adaptados para porção de 30 gramas

Além do amido resistente, uma das vantagens da farinha de banana verde são suas fibras. A quantidade recomendada diária de ingestão desse nutriente é de 25 gramas. Duas colheres de sopa de farinha de banana verde (ou 30 gramas), a quantidade diária recomendada, contêm 2,66 gramas de fibras, ou seja, 10% do que você precisa consumir no dia.

Veja qual porcentagem do Valor Diário* de alguns nutrientes a porção dessa farinha traz:

10% de fibra
8% de fósforo

7% de carboidrato
6% de ferro
5% de cálcio
3% de magnésio
2% de manganês
1% de proteína.

Benefícios da farinha de banana verde

A banana verde é rica em amido resistente, importante para a nossa saúde.

Ajuda a emagrecer

A banana verde e sua farinha são ricas no tal do amido resistente, e é justamente esse composto que ajuda a controlar a fome. Isso porque eles retardam o processo de digestão, pois sua estrutura cristalina torna sua digestibilidade mais difícil. Dessa forma, ele fica mais tempo pelo estômago, melhorando a saciedade e reduzindo o consumo de alimentos nas refeições seguintes. O que ajuda a reduzir aquela fome que aparece fora de hora, auxiliando o emagrecimento.

Reduz a produção de insulina

Esse é o hormônio que coloca o açúcar para dentro das células. Portanto, quanto mais glicose for liberada na digestão feita estômago, maior a produção dessa substância no organismo. Mas o amido resistente tem uma função semelhante à das fibras, segurando a absorção desse nutriente, e evitando picos glicêmicos. Por isso, ela é considerada um alimento de baixo índice glicêmico.

Mas por que é bom reduzir a produção da insulina? O problema é que quando ela começa a ficar em alta no corpo constantemente, alguns órgãos começam a se tornar tolerantes a ela, sendo preciso cada vez mais para cumprir a mesma função, gerando o quadro de resistência à insulina, que se não for combatido, pode evoluir para o diabetes tipo 2. Como se não bastasse, a simples presença da insulina em altas quantidades no nosso corpo nos faz depositar a gordura no tecido adiposo, ou seja, aumenta a "massa gorda".

Melhora o funcionamento do intestino O amido resistente também guarda semelhanças com as fibras nesse aspecto, ele não é digerido no estômago, apenas no intestino delgado. Assim, ele atua no processo fermentativo no cólon, através da ação das bactérias probióticas da microbiota intestinal (flora intestinal). No saldo final, isso ajuda o desenvolvimento dessas bactérias do bem, em detrimento dos micro-organismos presentes no intestino que fazem mal para nossa saúde. Como resultado, temos uma melhor absorção de nutrientes, o que dá ao corpo tudo que ele precisa para funcionar de forma correta.

Evita constipações Esse efeito positivo no intestino também melhora o trânsito intestinal, o que é acentuado pela presença de fibras.

Reforça a imunidade

No intestino são produzidas cerca de 60% das imunoglobinas, células de defesa do nosso corpo. Portanto, quando o órgão está funcionando bem, nosso corpo fica mais protegido. Além disso, estudos mostram que o consumo de farinha de banana verde pode levar a produção de ácidos graxos de cadeia curta no intestino. Quando eles estão em falta, fica mais fácil para as bactérias nocivas da microbiota intestinal se deslocarem para a corrente sanguínea, aumentando a chance de infecções pelo corpo.

Diminui o colesterol

Assim como a glicose demora mais para ser enviada para a corrente sanguínea, o mesmo ocorre com o colesterol. Além disso, aqueles ácidos graxos de cadeia curta são responsáveis pela redução da absorção do colesterol no intestino. O resultado é que há uma redução do LDL (colesterol ruim). Quem sai ganhando com isso é a nossa saúde, já que o LDL em excesso pode acarretar no acúmulo de placas de gordura nas artérias do corpo, entupindo-as, um quadro chamado aterosclerose. Isso aumenta a chances de infarto ou de AVC, se o bloqueio ocorrer perto do coração ou do cérebro.

Quantidade recomendada de farinha de banana verde

Os especialistas indicam a ingestão de até duas colheres de sopa ao dia da farinha, o que equivale a 30 gramas do alimento.

Como consumir a farinha de banana verde

O ideal é consumir essa farinha com outros alimentos. Ela pode ser misturada a sucos, vitaminas e sopas, consumida com frutas, ou integrar massas de tortas e bolos.

Compare a farinha de banana verde com outros alimentos

A maior parte das farinhas funcionais não contém tabela nutricional oficial, portanto não é possível comparar a farinha de banana verde com elas. Porém, as quantidades de nutrientes deste alimento podem ser comparadas com outros tipos:

A banana verde é o alimento com mais amido resistente. Para ter uma comparação, uma colher de arroz de ervilha cozida (equivalente a 60 gramas) tem 1,2 gramas desse nutriente, enquanto 30 g de farinha de banana nanica verde tem 7 g de amido, ou seja, quase 6 vezes mais. Uma fatia de 30 g de pão integral, por sua vez, tem 0,37 g de amido resistente, ou seja, a farinha tem quase 18 vezes mais desse nutriente.

Quando falamos em fibras, a farinha de banana verde tem um número equivalente a alguns grãos. 30 gramas desse item têm 2,66 g de fibras, contra 2,73 g presentes em 30 g de aveia. Portanto, eis uma boa forma de aliar esse componente à dieta.

Contraindicações

Não existe contraindicação ao consumo dessa farinha, a não ser que se tenha alergia a algum componente da banana.

Riscos

A farinha de banana verde é um alimento fonte de carboidrato, portanto, em excesso pode levar ao excesso de peso e acumulo de gordura. Além disso, o excesso de fibras e amido resistente pode levar a constipação.

Onde encontrar

A farinha de banana verde pode ser encontrada em supermercados, lojas de produtos naturais ou mesmo comprada em lojas virtuais. Porém, sempre compre de marcas e locais de confiança.

Como as farinhas prontas podem conter conservantes e corantes, ela também pode ser feita em casa. Normalmente a banana prata é a mais recomendada para o preparo da farinha, mas podem ser usados outros tipos de banana.

CAPÍTULO XI

Gengibre: raíz ajuda a emagrecer e tem ação anti-inflamatória

Alimento termogênico, proporciona benefícios para o sistema digestivo, respiratório e circulatório. Conheça outros benefícios do gengibre

Gengibre é uma raiz usada tanto na culinária quanto na medicina Vegetal nativo da Ásia, o gengibre é uma raiz tuberosa usada tanto na culinária quanto na medicina. A planta assume múltiplos benefícios terapêuticos: tem ação bactericida, é desintoxicante e ainda melhora o desempenho do sistema digestivo, respiratório e circulatório. O gengibre também é um reconhecido alimento termogênico, que pode ser capaz de acelerar o metabolismo e favorecer a queima de gordura corporal.

Outros nomes do gengibre: Mangarataia, mangaratiá.

Principais nutrientes do gengibre

O gengibre apresenta uma substância chamada gingerol, dotada de propriedades antioxidantes, anti-inflamatórias e antimicrobianas que protegem o nosso organismo. O gingerol é responsável pelo sabor picante do gengibre.

As propriedades terapêuticas do gengibre se devem à ação conjunta de várias substâncias, principalmente encontradas no óleo essencial do gengibre, rico nos componentes medicinais cafeno, felandreno, zingibereno e zingerona.

O gengibre também é rico em substâncias termogênicas que ativam o metabolismo do organismo e podem potencializam a queima de gordura corporal.

A raiz é composta por vitamina B6, assim como pelos minerais: potássio, magnésio e cobre; mas, tais propriedades se tornam pouco relevantes levando-se em conta o consumo diário da planta. Como se trata de uma especiaria, bastam pequenas quantidades do gengibre no chá ou preparações culinárias para aromatizá-las. Note que a tabela de valores nutricionais abaixo considera 100g de gengibre, porém o uso numa receita pode não alcançar2g.

Composição do gengibre para cada 100 g

Água (g)...*78,88*
Calorias(Kcal)..*80*
Proteínas (g)...*1,82*
Lipídios totais (g)...*0,75*

Carboidratos (g)...17,77
Fibras(g)..2
Cálcio(mg) 16
Ferro (mg)..0,6
Magnésio(mg). 43
Fósforo(mg). 34
Potássio(mg). 415
Sódio(mg) 13
Zinco (mg)..0,34
Cobre (mg)..0,22
Manganês (mg)...0,22
Selênio (mcg)...0,7
VitaminaC(mg). 5
Tiamina (mg)..0,025
Riboflavina (mg)..0,034
Niacina (mg)..0,75
Vitamina B6(mg)...0,16

Benefícios do gengibre

O gengibre é referência quando se fala em problemas estomacais, pois combate enjôo, gases, indigestão, náuseas causadas pelo tratamento do câncer e perda de apetite. Também auxilia na digestão de alimentos gordurosos e protege o fígado. Não é à toa que uma substância presente na raiz do gengibre é usada na fabricação de medicamentos laxantes, anti-gases e antiácidos.

A raiz também é bastante utilizada para combater o mau hálito. Graças ao poder anti-inflamatório, o gengibre ainda é usado para aliviar dores decorrentes da artrite, dores musculares, infecções do trato respiratório, tosse, asma e bronquite. A planta integra a formulação de xaropes por causa de sua ação anti-inflamatória e antimicrobiana.

Além disso, o gengibre desempenha um importante papel na dieta, pois estimula olfato e paladar, contribuindo com a diminuição do uso do sal para temperar os alimentos. O gengibre tem efeito diurético e quando feito como chá, por sua vez, aumenta o consumo de líquidos, favorecendo a hidratação e ajudando a eliminar as toxinas.

Por que o gengibre pode ajudar a emagrecer

Todas as atividades realizadas pelo corpo consomem energia. Isso inclui o processo digestivo, que pode ser usado a seu favor para emagrecer quando é o que está em questão, podendo serem usados os alimentos termogênicos, como o gengibre. Esses alimentos são capazes de aumentar o gasto calórico do organismo durante a digestão e o processo metabólico.

Quanto mais difícil for a digestão do alimento, maior será o seu poder termogênico. As substâncias termogênicas contidas no gengibre tem a capacidade de aumentar a temperatura corporal, acelerando o metabolismo e aumentando a queima de gordura. A termogênese é um processo regulado pelo sistema nervoso e, interferências neste sistema, podem favorecer o emagrecimento.

O gengibre pode aumentar o gasto calórico em mais de 10%. No entanto, sabe-se que não existem milagres quando o assunto é perder peso. Para que o consumo de gengibre, com este objetivo, mostre resultado é necessário aliá-lo à dieta regrada e exercícios físicos.

Onde encontrar o gengibre

O gengibre pode ser encontrado em supermercados e lojas de produtos naturais.

Como consumir o gengibre

O gengibre pode ser consumido cru, em conserva, como chá de gengibre ou como óleo. Ele ainda é usado em alimentos e bebidas como agente aromatizante.

Chá de gengibre

Chás: a infusão de pedaços frescos de gengibre é utilizada no tratamento de gripes, tosses e resfriados. Além de ser um relaxante eficaz, hidrata o corpo e ajuda a eliminar as toxinas, podendo ajudar também no emagrecimento, devido à sua ação termogênica.

O preparo consiste em deixar raízes, cascas ou talos de molho por cerca de 30 minutos e, após esse período, acrescentar água e levar o gengibre ao fogo por mais de 30minutos.

Na panela: o gengibre pode ser utilizado no preparo de pratos doces e salgados da culinária. Pode ser encontrado desidratado, fresco, em conserva ou cristalizado. Cuide para não substituir uma forma pela outra nas receitas, pois seus sabores são distintos.

Sucos: tem ação anti-inflamatória, favorecendo a eliminação de toxinas do organismo. O suco gera mais disposição para o corpo. Para ficar mais saboroso, bata no liquidificador com abacaxi, hortelã ou raspas da casca do limão.

Pedaços: mastigar as lascas de gengibre, assim como chupar a bala, ajuda a aliviar a rouquidão e irritações na garganta, mas é preciso atenção, pois, elas somente mascaram a dor. O gengibre irá aliviar os sintomas até que o corpo se encarregue de curar a doença ou que seja necessária alguma conduta clinica.

Contraindicações para o consumo de gengibre

A princípio, o consumo do gengibre é seguro para a maioria das pessoas. A ingestão da raiz por gestantes é controversa. Alguns especialistas defendem que o gengibre pode afetar os hormônios sexuais do feto e até favorecer um aborto. Estudos sugerem, entretanto, que o risco de malformação em recém-nascidos de mulheres que faziam uso de gengibre não se mostrou mais elevado do que o normal.

A raiz também não tem relação com malformações ou partos prematuros. Mesmo assim, recomenda-se que o alimento seja evitado especialmente perto da data do parto, pois ele pode aumentar o risco de hemorragia. Não se sabe muito a respeito da segurança do consumo de gengibre no período de amamentação e, por isso, o ideal é que ele seja evitado.

O consumo de alimentos termogênicos, como o gengibre, não é recomendado para quem tem hipertireoidismo, visto que o metabolismo já está muito acelerado, o que aumenta o risco de perda de massa muscular. Além disso, crianças e gestantes, pessoas com cardiopatias, enxaqueca, úlcera e alergias não devem abusar dos alimentos termogênicos, pois eles podem levar ao aumento da pressão arterial, hipoglicemia, insônia, nervosismo e taquicardia. Não é indicado também por quem tem cálculo na vesícula biliar, pois aumenta a produção de bile o que requisitará mais trabalho da vesícula biliar.

Riscos do consumo de gengibre

O gengibre pode favorecer hemorragias e, por isso, deve ser evitado por pacientes com distúrbios hemorrágicos. Além disso, a raiz mostrou piora em quadros de doenças cardíacas, devendo ser banidas da dieta, neste caso. O vegetal ainda diminui os níveis de glicose no sangue, podendo ser necessário o reajuste das doses de insulina por pessoas que sofram de diabetes.

Efeitos colaterais do consumo de gengibre

Há relatos de ardor no estômago, azia, diarreia e desconforto estomacal após o consumo de gengibre. Neste caso, ele deve ser excluído da dieta.

Interações com o gengibre

O gengibre retarda a coagulação sanguínea, sendo contraindicado para pacientes que já fazem usos de medicamentos anticoagulantes por aumentar o risco de hematomas e sangramentos. A raiz ainda diminui os níveis de glicose no sangue, podendo ser perigosa para quem toma medicamentos para controle do diabetes. Como eles já têm a função de reduzir o açúcar no sangue, o consumo do vegetal pode reduzir ainda mais a glicemia, oferecendo perigo de hipoglicemia ao paciente.

Também devem se precaver indivíduos que fazem uso de medicamentos para diminuição da hipertensão. A raiz age de forma a diminuir a pressão arterial, que pode ficar muito baixa com o uso concomitante do remédio, oferecendo riscos cardíacos ao paciente.

Quantidades recomendadas de gengibre

Embora não exista uma quantidade adequada de ingestão estabelecida, estudos sugerem que benefícios podem ser alcançados com o consumo de 2 a 4 g de gengibre por dia.

Para obter os benefícios termogênicos do gengibre, o ideal é o consumo diário, mas dentro de um limite estabelecido para que o aumento do metabolismo não se torne prejudicial. No caso do gengibre, é recomendada uma fatia média ou uma colher de café da forma em pó.

Fontes consultadas:

U.S. Department of Agriculture, Agricultural Research Service. 2001.

USDA Nutrient Database for Standard Reference, Release 14. Nutricionista Daniela Jobst, da clínica Nutri Jobst, em São Paulo Nutricionista Thatyana Freitas, da clínica Stesis, em São Paulo

CAPÍTULO XII

Ginseng melhora a saúde do coração e do cérebro

Planta tem ação anti-inflamatória e reduz o estresse e a fadiga

82

O ginseng é bom para a saúde do coração

O ginseng é uma planta cultivada no oriente cuja raiz é a parte mais consumida. Existem vários subtipos desta planta, sendo que o principal é o *panax* ginseng. Ela é boa para a saúde do coração, o cérebro, tem ação anti-inflamatória, diminui o estresse e reduz a fadiga.

Principais nutrientes do ginseng

O ginseng conta com vitaminas B1, B2 e B3, que agem no metabolismo da glicose, dos ácidos graxos e aminoácidos, ou seja, ajuda o organismo a utilizar essas substâncias com eficiência. A vitamina B12, importante para a formação das células vermelhas do sangue e desenvolvimento e manutenção das funções do sistema nervoso, também está presente no ginseng.

A planta, tanto a raiz quanto o caule, também possui ferro, (que previne anemia) cobalto, magnésio, (necessário para a constituição e bom funcionamento dos neurotransmissores) manganês, (que tem ação antioxidante) e cobre, que ajuda na absorção do ferro.

Apesar de ter todos esses nutrientes, o ginseng realmente se destaca pela presença de saponinas que contam com um forte efeito anti-inflamatório, isto porque elas diminuem as chamadas citocinas pró-inflamatórias, bloqueando parte de sua ação que causa inflamação.

Benefícios comprovados do ginseng

Bom para o coração: O ginseng é benéfico para o coração de diversas formas. Sua ação anti-inflamatória previne a aterosclerose, distúrbio que ocorre quando há o acúmulo de gordura, colesterol e outras substâncias nas paredes das artérias que formam placas. Além disso, a planta proporciona a dilatação dos vasos sanguíneos, permitindo que o sangue chegue mais facilmente ao cérebro.

Alguns estudos ainda apontam que o ginseng ajuda a diminuir os níveis de colesterol, isto porque ele faz com que uma parte maior do colesterol seja absorvida pela bile. A planta também ajuda a elevar o colesterol bom, HDL.

Bom para o cérebro: Como o ginseng ajuda na dilatação dos vasos sanguíneos, ele faz com que mais sangue chegue ao cérebro, o que pode até melhorar a concentração. Além disso, a planta diminui as inflamações dos neurônios, evitando assim a degeneração cerebral e doenças como o Parkinson e o Alzheimer.

Ação anti-inflamatória: Existem dois tipos de inflamação no nosso organismo, uma delas é aquela em decorrência de traumas. Já a outra que acontece devido à produção de citocinas pró-inflamatórias, que acontece em casos de diabetes e obesidade, por exemplo. O ginseng age combatendo está última inflamação.

O ginseng tem ação anti-inflamatória
Diminui o estresse: O ginseng age sobre a glândula suprarrenal que estimula a produzir o cortisol, principal hormônio do estresse.

Reduz a fadiga: O ginseng reduz a fadiga ao estimular o sistema nervoso central, regulando ou aumentando as funções cerebrais.

Benefícios em estudo do ginseng
Bom para pacientes com câncer: Alguns estudos preliminares realizados em animais observou que em casos de câncer, o consumo de ginseng melhora a qualidade do sono e o apetite do paciente.

Como consumir o ginseng
Apesar do caule também conter saponinas, a parte do ginseng que normalmente é ingerida é a raiz. Ela pode ser consumida nas formas de pó, extrato, capsula e tintura. O pó pode ser adicionado em sucos, sopas e em outros alimentos.

Contraindicações
Como o ginseng interage com medicamentos antidepressivos, anticoagulantes e para ansiedade, pessoas que ingerem qualquer um desses remédios deve evitar o consumo da planta. Hemofílicos, crianças, gestantes e lactantes também devem evitar o consumo de

ginseng. Pessoas que irão fazer uma cirurgia devem suspender o consumo de ginseng uma semana antes do procedimento e três dias apôs.

Efeito colateral

Caso seja consumido por um período superior a oito semanas, o ginseng pode alterar a pressão arterial e interferir na coagulação.

Quantidade recomendada

A quantidade recomendada de pó de ginseng é entre cinco e dez gramas. Quem for ingerir a raiz em si, deve ficar entre um e dois gramas. Não consuma o ginseng por mais de oito semanas seguintes.

Riscos do consumo excessivo

O consumo excessivo de ginseng pode causar uma série de complicações como causar nervosismo, hipertensão, erupção na pele, insônia, diarreia, diminuir prejudicar o sistema imunológico e interferir na coagulação sanguínea.

Fontes consultadas:
Nutrólogo Roberto Navarro
Nutrólogo e homeopata Silvio Laganá de Andrade, diretor da Clínica Aspin

CAPÍTULO XIII

Glutamina melhora a imunidade e previne a fadiga nos treinos intensos

Suplemento deste aminoácido pode ser bom para pacientes com câncer, portadores do vírus HIV e pessoas com problemas digestivos

A glutamina ajuda a melhorar a imunidade

A glutamina é o aminoácido livre mais abundante no plasma e no tecido muscular. É classificada como um aminoácido não essencial, uma vez que pode ser sintetizada pelo organismo a partir de outros aminoácidos. Nosso organismo também utiliza a glutamina para o transporte de amônia e nitrogênio pela corrente sanguínea, e é por esse motivo que é necessário manter sempre constante a quantidade de glutamina no sangue.

A glutamina tem várias funções muito importantes no organismo, entre elas:

É a principal carregadora da amônia produzida em nosso organismo. Ela é formada na reação entre o aminoácido glutamato e a amônia produzida nas reações químicas

Está relacionada com as reações de produção de energia, ela atua como combustível para o sistema imune e para os enterócitos (células do intestino). Por ser uma das fontes de energia preferidas pelas células intestinais, 80% da glutamina consumida por via oral não chega a corrente sanguínea;

É um importante transportador de nitrogênio entre tecidos do nosso corpo;

Atua na síntese de glicogênio;

É indispensável para a síntese de glutationa;

Age no equilíbrio ácido/básico.

Existe suporte científico para dizer que a suplementação de glutamina pode ser efetiva para quem pratica exercícios, pacientes com câncer, portadores do vírus HIV e muitos estudos apontam que também é interessante para pessoas com problemas digestivos.

Suplementação da glutamina em exercícios

A suplementação da glutamina é importante principalmente para o sistema imunológico, pois ela é utilizada em altas taxas pelas células imunes e elas não possuem enzima necessária para produzir a glutamina. Consequentemente, o sistema imunológico é dependente da glutamina sintetizada e liberada pelo músculo esquelético (massa muscular/músculo), para assim, satisfazer suas necessidades.

A intensidade do exercício pode diminuir as taxas de glutamina liberadas pelo músculo e ou aumentar a taxa de captação da mesma por outros órgãos e tecidos (fígado e rins), assim, diminuindo a disponibilidade de glutamina para o sistema imunológico.

Hoje os estudiosos já sabem que o efeito do exercício sobre a disponibilidade da glutamina está fortemente relacionado com o tempo de duração e a intensidade do mesmo.

Em exercícios de alta intensidade e curta duração, estudos têm demonstrado aumento ou nenhuma alteração na glutamina circulante, portanto não há necessidade de suplementação de glutamina.

No entanto, em exercícios de média e alta intensidade feitos por um tempo maior, há pesquisas mostrando a diminuição substancial da glutamina circulante durante o exercício. Inclusive, ela continua caindo por algum tempo após o termino da atividade física. A concentração de glutamina no plasma ser reduzida em até 23% após os exercícios. Esta redução de glutamina pode levar a uma insuficiência do sistema imune, o que ocasiona o aparecimento mais frequente de infecções do trato respiratório superior (nariz, faringe e laringe).

A suplementação de glutamina neste tipo de exercício, em 81% dos casos, foi efetiva na redução do aparecimento de infecções do trato respiratório superior. Apesar dos resultados apresentados, a conclusão é que não há evidencias suficientes para que a suplementação seja recomendada como 100% efetiva.

Glutamina x Hipertrofia
O exercício de hipertrofia, principalmente na fase excêntrica, onde são provocadas as tão buscadas micro rupturas, não provoca alterações na concentração de glutamina. Consequentemente, não há por que suplementar glutamina. Outra informação importante, a tão usada Whey Protein, possui ao menos 5g de glutamina.

Benefícios comprovados da glutamina

Bom para pacientes com câncer

Geralmente os pacientes com câncer ficam debilitados, seja pela própria doença ou pelas reações à quimioterapia e seus efeitos colaterais que estão relacionados a sintomas como inapetência, náuseas, vômitos e diarreias e causam uma depressão imunossupressora e alto estresse oxidativo.

A glutamina é boa para quem está em tratamento de câncer

Diante deste quadro, ocorre a redução dos níveis da glutamina plasmática, sendo então necessário realizar uma reposição deste aminoácido. Além disso, alguns estudos indicam uma relação entre a glutamina e outros aspectos importantes para pacientes com câncer, como:

Manutenção da integridade da mucosa intestinal, reduzindo então os danos ocorridos pela alteração da absorção e da permeabilidade da barreira intestinal, ocasionadas pela quimioterapia, o que leva ao quadro de diarreia;

Melhora da resposta imunológica do paciente, devido ao uso que este sistema faz da glutamina;

Benefício do corpo com relação ao tumor, já que a glutamina é uma fonte energética que não pode ser usada pelas células cancerígenas, o que beneficia o organismo;

Possível inibição da proliferação das células cancerosas.

Bom para portadores do HIV

Pacientes portadores do vírus HIV sofrem uma depleção grave no sistema imunossupressor, deixando o indivíduo desprotegido e susceptível a infecções e a contrair outros vírus. Nesse caso, a suplementação de glutamina deve ser essencial para amenizar essa depressão imune causada pelo vírus.

Bom para pacientes com problemas intestinais:

O suplemento de glutamina pode ser benéfico para pessoas com problemas intestinais. Isto porque a suplementação com glutamina auxilia na boa saúde intestinal, com uma ação reparadora na mucosa, pois este aminoácido serve como principal fonte energética para as células da mucosa e certas células imunes, timócitos, linfócitos e macrófagos. Sem fontes energéticas suficientes, pode ocorrer prejuízo na função imunológica e atrofia das células intestinais. Nestes casos, a glutamina é representa importante papel para o restabelecimento do equilíbrio intestinal.

Quem pode consumir

A suplementação com a glutamina costuma ser orientada em pessoas que passam por situações que causam um estresse intenso ou depleção do sistema imunossupressor. Nesses casos, pode ocorrer um déficit de glutamina no organismo e a suplementação é recomendada.

Esses problemas acontecem com a prática de exercício acentuada levando ao *overtraining,* em casos de algumas doenças infecciosas ou inflamatórias ou traumas que desencadeiam uma depleção no sistema imune.

É importante ressaltar que a suplementação de glutamina só pode ser indicada por um nutricionista ou médico. Pessoas saudáveis e que não praticam exercícios muito intensos não necessitam da suplementação de glutamina, pois o organismo já produz quantidades suficientes desta substância.

Como consumir

A glutamina em pó costuma ser a mais orientada pelos nutricionistas e médicos especializados. O consumo diário de glutamina de uma pessoa com 70kg que segue as recomendações de 0,8g/kg de peso ingere o equivalente a 3g diariamente, o que é o suficiente para a reposição das perdas diárias.

A recomendação para ingerir glutamina é apenas para pessoas que praticam exercício de média e alta intensidade e longa duração. O esquema suplementar varia conforme características pessoais dos indivíduos e também das características de seu treino. Quanto a portadores de câncer e HIV, o esquema suplementar também depende dos mesmos fatores dos esportistas.

Vale combinar carboidratos simples, como frutas e mel, com o consumo da glutamina. Isto porque esses alimentos potencializam a absorção da glutamina.

É importante destacar que o consumo de glutamina deve ser orientado somente pelo nutricionista ou médico especializado, educadores físicos não podem fazer essa recomendação.

Quantidade recomendada

É o seu nutricionista ou médico que irá determinar a quantidade de glutamina que pode ser ingerida. Contudo, doses de 20 a 30 gramas por dia, normalmente não provocam efeitos adversos.

Precauções ao consumir

Antes de ingerir o suplemento de glutamina, vale verificar sua composição discriminada no rótulo e se o laboratório em que foi produzido cumpre as legislações higiênicas e sanitárias estipuladas pela Agência Nacional de Vigilância Sanitária e se possui registro neste órgão.

É importante manter uma alimentação balanceada. Nenhum nutriente consegue suprir todas as necessidades nutricionais do nosso organismo isoladamente. Assim, para que o metabolismo funcione de forma efetiva e o organismo se mantenha de forma saudável, uma alimentação equilibrada, em quantidade suficiente, rica em vitaminas, minerais, fibras, carboidratos (em sua maioria complexos) e sem excessos na proteína, é sempre essencial.

Riscos ao ingerir em excesso

Não existem estudos científicos comprovando uma toxidade por glutamina. Porém, por se tratar de um aminoácido livre mais abundante no sangue, um excesso do consumo deste pode ocasionar algum dano renal, portanto, seu uso não deve ser feito de forma indiscriminada.

Combinações

Glutamina + Dextrose: Combinar esses dois suplementos potencializa a absorção de glutamina.

Interações

A interação da glutamina com outras substâncias ainda não está clara na literatura médica. Por isso, é importante informar o seu médico ou nutricionista sobre qualquer outro medicamento ou suplemento que você esteja consumindo.

Fontes consultadas:

Nutricionista Inari Ciccone, especializada em nutrição esportiva e consultora da Associação Brasileira de Indústria de Alimentos Dietéticos.

Nutrólogo Euclésio Bragança, fundador da Integralmédica.

CAPÍTULO XIV

Goji berry ajuda a emagrecer e melhora o sistema imunológico

Descubra para que serve, como consumir e todos os benefícios do goji berry para sua saúde

Goji berry é aliado da dieta e diminui celulites

O goji berry é o fruto da planta Lycium barbarum, originária das montanhas do Tibet. Ele se destaca por ser rico em vitamina C, nutriente que melhora o sistema imunológico, o humor e evita problemas oftalmológicos e derrames e ajuda a emagrecer. Além disso, a fruta tem ação antioxidante e anti-inflamatória, equilibra os níveis do colesterol e protege o coração e o cérebro.

O goji berry ainda ajuda a diminuir as celulites e previne o diabetes e o câncer. O alimento é a maior fonte conhecida de carotenoides e por isso contribuir para evitar problemas de visão e pode proporcionar foto-proteção adicional em pessoas mais suscetíveis aos raios ultravioletas.

Nutrientes do goji berry

100 gramas de goji berry contam com 50 vezes mais vitamina C do que uma laranja. Este nutriente é responsável por uma série de benefícios para o organismo. A vitamina C melhora a imunidade, o humor, ajuda a emagrecer, diminui o estresse, evita o envelhecimento da pele, proporciona resistência aos ossos, previne e melhora gripes e resfriados, contribui para a absorção de ferro, previne derrames e tem ação antioxidante.

O alimento ainda é a maior fonte conhecida de carotenoides. Esta substância é importante para a saúde da pele e da visão. Uma pesquisa da Universidade de Sidney sugere que o goji berry pode proporcionar foto-proteção adicional em pessoas mais susceptíveis aos raios ultravioletas.

O fruto também é rico em vitaminas do complexo B, especialmente a B1, B2 e B6. A vitamina B1 ajuda no funcionamento do sistema nervoso, muscular e cardíaco e é responsável por participar do metabolismo da glicose. A deficiência deste nutriente pode causar lesão cerebral potencialmente irreversível.

Pesquisas apontam a importância da vitamina B2 como fator de proteção contra doenças cardiovasculares e processos tumorais. Já a vitamina B6 auxilia na degradação da homocisteína, substância que quando está em excesso na corrente sanguínea pode aumentar os riscos de doenças cardiovasculares. Além disso, ela tem um papel importante no metabolismo das proteínas, carboidratos e lipídeos e sua principal função é a produção de epinefrina, serotonina, que proporciona bem-estar, e outros neurotransmissores.

O goji berry também conta com 19 aminoácidos, incluindo os oito essenciais que o nosso organismo não consegue produzir e precisa adquirir por meio da alimentação. Os aminoácidos apresentam função essencial na manutenção da massa muscular, formação de células, proteínas e tecidos importantes.

O fruto possui 21 minerais, esta substância tem função primordial na manutenção do equilíbrio hidroeletrolítico do organismo, manutenção da pressão dentro e fora das células e função protetora diminuindo os riscos de doenças. Entre os minerais, o alimento se destaca pela presença do germânio que possui atividade anticancerígena.

O goji berry conta com beta-sisterol, que tem ação anti-inflamatória, cyperone, um fito-nutriente que proporciona benefícios ao coração e pressão sanguínea e fisalina, importante para portadores de hepatite B e C. A betaína também está presente no fruto, ela é usada pelo fígado para produzir colina, substância necessária para a formação de fosfolípides, componentes de todas as membranas celulares. Por fim, o goji berry conta com polissacarídeos, especialmente as beta-glucanas conhecidos como modificadores da resposta imunológica contra processos infecciosos.

Benefícios comprovados do goji berry

Ajuda a emagrecer: Uma pesquisa publicada em 2011 no Journal of the American College of Nutrition mostrou que a ingestão diária de 120 ml de suco de goji berry durante 14 dias foi capaz de reduzir a circunferência da cintura e aumentar as taxas metabólicas em seres humanos em relação ao grupo controle que tomou um suco placebo.

Outro estudo publicado em 2005 no mesmo periódico observou que indivíduos com quantidades adequadas de vitamina C possuem 30% mais eficiência em oxidar gordura durante uma sessão de exercícios moderados do que indivíduos com baixo consumo do nutriente.

95

A pesquisa também mostra que indivíduos com baixo consumo de vitamina C podem ser mais resistentes à perda de massa gorda. 45 gramas de goji berry contam com 90 gramas de vitamina C, que é exatamente a quantidade diária recomendada do nutriente pelo Recommended Dietary Allowances do Governo dos Estados Unidos. Além disso, o goji berry é pouco calórico, uma colher de sopa do fruto conta com 50 calorias.

Diminui as celulites: O fruto é rico em beta-sisterol, nutriente com ação anti-inflamatória que melhora a celulite, já que ela é caracteriza por uma inflamação. Além disso, o alto teor de fibras da fruta aliado ao beta-sisterol contribui para estabilizar os níveis de colesterol, que em excesso pode aumentar as celulites.

Melhora o sistema imunológico: O goji berry é rico em vitamina C. Este nutriente aumenta a produção de glóbulos brancos, células que fazem parte do sistema imunológico e que tem a função de combater micro-organismo e estruturas estranhas ao corpo. A vitamina também aumenta os níveis de anticorpos no organismo. Assim, ela ajuda a fortalecer o sistema imunológico, deixando nosso corpo menos suscetível a doenças.

Melhora a visão: O fruto é a maior fonte conhecida de carotenoides. Este nutriente é responsável por prevenir e auxiliar a saúde da visão. Alguns estudos também apontam que o goji berry possui quantidades significativas de zeaxantinas que melhoram a função da retina.

Protege a pele: Os carotenoides presentes no goji berry também irão proporcionar benefícios para a pele. Uma pesquisa da Universidade de Sidney sugere que o goji berry pode oferecer fotoproteção adicional em pessoas mais susceptíveis aos raios ultravioletas.

Ação anticancerígena: Uma pesquisa realizada em 2012 e publicada no Journal of the American College of Agriculture sugere que os polissacarídeos presentes no goji berry podem inibir a proliferação de células *Hela,* tipo de células cancerígenas, por indução de morte celular. Os resultados mostraram que o fruto pode agir principalmente no câncer de colón e de colo de útero.

Previne doenças cardiovasculares: Estudos publicados na Nutrition Research em 2009 indicam que o aumento do consumo de goji berry, por conter vitaminas C, E e A faz com que a ação antioxidante aumente e a oxidação do colesterol ruim, LDL, diminua. Consequentemente, o risco de doenças cardiovasculares diminuí.

Goji berry também previne o câncer
Além disso, o beta-sisterol presente no goji berry tem ação anti-inflamatória e também contribui para estabilizar os níveis do colesterol. Já a vitamina B6 auxilia na degradação da homocisteína, substância que quando está em excesso na corrente sanguínea pode aumentar os riscos de doenças cardiovasculares.

Protege o cérebro: O goji berry conta com ácidos graxos essenciais que são necessários para a síntese de hormônios e regulam o funcionamento do cérebro e sistema nervoso. Além disso, as vitaminas do complexo B e a forte ação antioxidante da fruta também contribuem para evitar problemas neurológicos.

Proporciona bem-estar: A vitamina B6 presente no alimento tem como principal função a produção de alguns neurotransmissores, entre eles a serotonina, que proporciona bem-estar.

Ação antioxidante: O goji berry possui forte ação antioxidante, isto porque ele é a maior fonte conhecida de carotenoides, substância que se destaca por esse benefício. Além disso, a vitamina C presente em grandes quantidades no alimento também tem ação antioxidante.

Possíveis benefícios do goji berry

Previne diabetes: Um estudo preliminar publicado no African jornal of Tradicional, Complementary, and Alternative medicine mostrou que por possuir polissacarídeos o goji berry produz um efeito hipoglicemiante significativo quando administrado por via oral nos ratos, melhorando não só a glicemia de jejum como níveis de colesterol total e triglicérides em modelos animais diabéticos. Porém, não existem estudos que comprovem essa ação em seres humanos.

Quantidade recomendada de goji berry

Para alcançar o efeito medicinal, a dosagem diária recomendada de goji berry é entre 15 e 45 gramas ou 120 ml do seu suco.

Como consumir o goji berry

O ideal é consumir o goji berry de manhã, pois ele irá proporcionar energia para o dia que vai começar. O alimento pode ser misturado a outras frutas ou a saladas, sucos e iogurtes. No Brasil é difícil encontrar a versão in natura do goji berry, normalmente ele é consumido desidratado. Caso o alimento seja ingerido na versão desidratada é recomendado ingeri-lo com um líquido para hidratar as fibras e potencializar os efeitos benéficos. Outra opção interessante é consumir o goji berry na forma desuco.

Suplementos e chás de goji berry

Algumas pessoas optam por beber o chá de goji berry, porém ainda não existem indicações ou estudos científicos renomados que comprovem os benefícios desta bebida. Os suplementos do goji berry só podem ser ingeridos após orientação médica e também não existem pesquisas científicas renomadas que mostrem que se eles possuem pontos positivos para a saúde.

Compare o goji berry com outros alimentos

Quando comparado com outros alimentos, o goji berry se destaca pela grande quantidade de nutrientes. 45 gramas de goji berry contam com 22 vezes mais vitamina C do que uma laranja.

O fruto ainda conta com seis vezes mais vitamina c do que o kiwi, outro alimento possui grandes valores deste nutriente. O goji berry ainda conta com mais carotenoides do que qualquer outro alimento conhecido, como a cenoura.

Contraindicações

Acredita-se que alguma substância do goji berry interaja com o P450, local no fígado onde muitos medicamentos são metabolizados. Por isso, o consumo do alimento não é indicado para quem faz uso de medicações diárias importantes como para o controle glicêmico e depressão.

Riscos do consumo em excesso

Alguns estudos realizados nos Estados Unidos apontam que o consumo excessivo de chás de goji berry tem ação inibitória de medicação utilizada para evitar trombose ou anticoagulantes.

Onde comprar

É mais difícil encontrar o goji berry *in natura,* a versão seca pode ser adquirida em lojas de produtos naturais.

Fontes consultadas:
Patrícia Bertolucci, nutricionista da PB Consultoria em Nutrição. Professor doutor Edson Credidio, médico nutrólogo doutor em Ciências de Alimentos pela Universidade Estadual de Campinas (Unicamp).

CAPÍTULO XV

Linhaça: a semente aliada do coração, diabetes e da dieta

O grão, mesmo que pequeno, tem grandes quantidades de ômega 3 e fibras

Semente de linhaça faz bem para o coração e ajuda a emagrecer

A linhaça é a semente do linho (Linum usitatissimum) e é utilizada na culinária. Sua planta é conhecida desde 5 mil a.C., na região da Mesopotâmia. Ela é considerada um alimento funcional, trazendo benefícios para o coração, intestino e até mesmo prevenindo alguns tipos de câncer. Mas o benefício carro-chefe da linhaça é o emagrecimento, pois suas fibras atuam na liberação da glicose no sangue e reduzem, por tabela, o acúmulo de gordura no corpo. E ainda é uma alternativa de cereal sem glúten.

Principais nutrientes da linhaça

Semente de linhaça - Por 10 g (uma porção)

Calorias	*49,50 kcal*
Carboidratos	*4,33 g*
Proteínas	*1,41 g*
Gorduras	*3,23 g*
Gorduras saturadas	*2,53g*
Gorduras poli-insaturadas	*0,71g*
Gorduras minoinsaturadas	*0,42 g*
Ômega3	*0,54 g*
Ômega 6	*1,98 g*
Fibras	*3,35g*
Sódio	*9mg*
Cálcio	*21,1 mg*
Magnésio	*34,7 mg*
Manganês	*0,29 mg*
Fósforo	*61,5 mg*
Ferro	*0,47 mg*
Potássio	*86,9 mg*
Cobre	*0,11 mg*
Zinco	*0,44 mg*
Vitamina B1 (Tiamina)	*0,01 mg*
Vitamina B6 (Piridoxina)	*0,01 mg*

Fonte: Tabela Brasileira de Composição dos Alimentos / Taco - versão 2, UNICAMP (convertida para a porção de 10 g)

Existem dois tipos de linhaça, a marrom e a dourada, mas elas não apresentam grandes diferenças nutricionais, a não ser um pouco mais de ácidos-graxos ômega 3 e 6 na primeira, mas são condições que podem variar de acordo com a região em que ela foi plantada, por exemplo.

A linhaça também é bastante rica em lignanas, substâncias muito semelhantes ao estrógeno, e por isso chamadas de fitoestrógenos, que estão relacionadas à proteção contra o câncer de mama e à saúde dos ossos das mulheres.

As fibras são outro nutriente em destaque na linhaça. A porção recomendada dessa semente é de 10 gramas por dia, aproximadamente de uma colher de sopa. Essa quantidade contém 3,35 gramas de fibras. Como precisamos consumir até 25 gramas ao dia, ela contém 13% da quantidade diária recomendada. Veja qual porcentagem do Valor Diário* de alguns nutrientes ela também carrega:

13% de fibras
13% de magnésio
12% de manganês
9% de fósforo
6% de zinco
6%degordurastotais
3% de proteínas
3% de ferro
2%degordurassaturadas
2% de cálcio
1% de carboidratos.

* Valores Diários de referência para adultos com base em uma dieta de 2.000 kcal ou 8.400 kJ. Seus valores diários podem ser maiores ou menores dependendo de suas necessidades energéticas.

Benefícios da linhaça

Ajuda a emagrecer Por ser rica em fibras, o consumo da linhaça com outros alimentos cria uma barreira no bolo alimentar, que torna a liberação da glicose na corrente sanguínea muito mais lenta.

Dessa forma, não há picos glicêmicos e é preciso utilizar menos insulina, hormônio responsável pelo armazenamento de gordura. Quando temos muita insulina circulando pelo corpo, rapidamente sentimos a necessidade de consumir mais alimentos que trarão glicose ao nosso organismo rapidamente, no caso alimentos como pães, bolos, biscoitos e doces, que engordam. Como se não bastasse, a simples presença da insulina em altas quantidades no nosso corpo nos faz depositar a gordura no tecido adiposo, ou seja, aumenta a "massa gorda".

Faz bem ao coração

Existem algumas controvérsias sobre isso. É um fato que o ômega 3 é uma gordura poli-insaturada que atua reduzindo os níveis do colesterol LDL (ruim) e aumentando os de HDL (colesterol bom). Porém, as frações responsáveis por isso são o ácido eicosapentaenoico (EPA) e o ácido docosahexaenóico (DHA), duas frações desse ácido graxo mais encontradas nos peixes, como o salmão. As fontes vegetais de ômega 3 são ricas em ácido alfalinoleico (ALA), que segundo algumas pesquisas, não tem esse efeito. Porém, existem evidências que o nosso corpo pode converter ALA em DHA e EPA, portanto ele pode trazer sim esse benefício.
Mas o que tudo isso tem a ver com a saúde do coração? É simples. Quando temos níveis a mais de LDL circulando pelo nosso organismo, é mais fácil que placas de gordura se depositem em nossas veias e artérias, uma condição chamada de aterosclerose. Isso atrapalha a passagem do sangue, resultando no aumento da pressão arterial e provocando infarto e até AVC.

Controla o diabetes e também o previne

Isso ocorre devido ao mesmo mecanismo que reduz os picos de glicose, afinal, quanto mais insulina o corpo produz, mais os órgãos começam a se tornar resistentes a ela; ou seja, solicitam que mais desse hormônio seja utilizado para colocar a glicose dentro de suas células. Esse quadro se chama resistência à insulina, e conforme vai se agravando, resulta na diabetes tipo 2, quanto o hormônio produzido pelo corpo não é suficiente mais para absorver todo o açúcar no sangue. Além disso, alguns estudos mostram que o ácido alfalinoleico (ALA), um dos subtipos do ômega 3, parece ser capaz de reduzir as chances das pessoas terem diabetes; não se sabe bem o porquê.

A linhaça do tipo marrom contém mais ômega 3 do que a dourada, ao contrário da crença popular.

Controla inflamações
Estudos mostram que esse nutriente é capaz de gerar reações anti-inflamatórias, combatendo inflamações que podem ser causadas por fatores como dislipidemias, obesidade, hiperglicemia, sedentarismo, tabagismo.

Além disso, a linhaça ajuda a trazer um equilíbrio nas quantidades de ômega 3 e 6. Atualmente nossa alimentação tem tido muito mais fontes do último do que do primeiro, o que tem causado maiores inflamações no organismo. Alguns especialistas acreditam que aumentando o consumo de ômega 3, consegue-se um melhor equilíbrio nesse aspecto, mas não é uma certeza.

Melhora o funcionamento do intestino
As fibras, quando consumidas com quantidades adequadas de água, melhoram o trânsito intestinal, impedindo a constipação. Além disso, a digestão das fibras gera ácidos graxos de cadeia curta, que incentivam a proliferação de bifidobactérias, parte "do bem" da microbiota intestinal (flora intestinal). Isso, além de melhorar o funcionamento do órgão, também ajuda a aumentar nossa imunidade.

Protege nosso organismo
Além de ajudar as bifidobactérias, os ácidos graxos de cadeia curta provenientes da digestão das fibras, que impedem com que bactérias ruins do intestino se transportem para a corrente sanguínea, infectando assim o corpo todo.

105

Previne alguns tipos de câncer
Alguns estudos evidenciam a ação antitumoral da linhaça. Para as mulheres, isso ocorre devido a presença das lignanas, substâncias muito semelhantes ao estrógeno e por isso chamadas de fitoestrógenos. Muitas evidências apontam a ligação desses hormônios com o câncer de mama, e como as lignanas acabam se ligando aos receptores do estrógeno, tem uma função protetora desta doença. Como cada colher de sopa de linhaça tem cerca de 15 mg de lignanas, ela é considera o alimento mais rico nesse nutriente. É possível que o nutriente também se relacione à prevenção do câncer de próstata, mas isso ainda está sendo investigado.

Protege a saúde dos ossos
A semelhança da lignana com o estrógeno faz com que eles compensem a menor produção desse hormônio que ocorre na menopausa. Não se sabe ao certo se ele realmente é significativo na redução de sintomas do climatério e das alterações de humor, até porque isso varia com a forma como cada organismo metaboliza esse nutriente. Porém, ela pode ter um efeito positivo na saúde óssea (já que mulheres pós-menopausa tem maiores chances de apresentarem osteoporose) e na saúde cardiovascular da mulher.

Quantidade recomendada de linhaça
O mais indicado pelos especialistas é consumir cerca de uma colher de sopa de linhaça, o que equivale a 10 gramas, pois é o suficiente para ter uma boa quantidade do ácido alfalinolênico que precisamos ao dia. Porém, dá para consumir um pouco mais, a menos que se ultrapasse a quantidade de 20 gramas ao dia. A partir daí, a alta quantidade de fibras pode trazer desconfortos.

Como consumir a linhaça
A linhaça é encontrada em quatro formas para consumo:
Farinha de linhaça

Pode ser adicionada a sucos, saladas, frutas e iogurtes, e por já estar triturada, o que garante uma melhor absorção de todos os seus nutrientes, além de conservar as fibras.

Grão

Ao consumir a linhaça em grãos, o ideal e mastigá-la muito bem para quebrar sua casca. Como ela é feita de celulose, não é digerida no intestino e acaba se tornando uma barreira para os nutrientes. Outra forma de garantir o consumo de seus nutrientes é triturá-la em casa, mas só é possível conservar esse alimento na geladeira por quatro dias, mais do que isso ela perde seus nutrientes essenciais. Também dá para comprar a linhaça moída industrialmente, que tem prazo de validade de um mês quando aberta a embalagem. Ou você pode batê-la diretamente com sucos, iogurtes e vitaminas.

Óleo de linhaça

O óleo de linhaça não pode ser aquecido, ou perde suas propriedades.

Quando é prensado a frio, ele se torna uma boa opção e pode ser utilizado em preparações prontas, como temperar saladas. Porém esse óleo não pode ser aquecido nem prensado no calor, pois as altas temperaturas anulam as propriedades da linhaça. Por isso, é preciso muito cuidado ao comprar. Além disso, essa versão perde as fibras.

Suplementos

O consumo do de óleo de linhaça pode ser manipulado em cápsulas. Normalmente, por conta da manipulação e de todo processo de encapsulamento, elas acabam sendo menos efetivas do que o alimento in natura, mesmo assim seu consumo dessa forma deve ser receitado por um médico nutrólogo.

Compare a linhaça com outros alimentos

Quando o assunto é ômega 3, precisamos sempre lembrar que existem diferenças com relação às fontes: os peixes já vem naturalmente com as frações de EPA (ácido eicosapentaenoico) e DHA (ácido docosahexaenóico), enquanto a linhaça precisa que o nosso organismo converta o ALA (ácido alfalinoleico) nessas duas frações, o que pode não ocorrer de forma satisfatória em todos os organismos. Além disso, em 100 gramas de salmão encontramos 1,5 gramas de ômega 3, contra 0,35 gramas em 10 gramas de linhaça, a porção diária recomendada. Logo, não vale trocar o peixe apenas pela linhaça.

Quando falamos em fibras, a linhaça é considerada uma fonte bem rica nesse nutriente. Apenas 10 gramas dela correspondem a 13% do nosso consumo diário. Se a compararmos com as fibras do arroz integral, por exemplo, em uma porção de 86 gramas, (correspondente ao consumo diário recomendado) encontramos 2,3 g dessa substância, em apenas 10g de linhaça temos 3,35g, ou seja, 1,5 vez amais.

Na tabela abaixo, compare as porções de 100 gramas de linhaça com outros grãos: aveia, farelo de trigo, quinoa, amaranto e chia.

Nutrientes (100 g do grão)	Aveia	Farelo de Trigo	Quinoa	Amaranto	Chia	Linhaça
Calorias	394kcal	360kcal	380 kcal	373kcal	485kcal	495kcal
Carboidratos	67 g	76 g	68,8 g	64 g	42,12 g	43,3 g
Proteínas	14 g	10 g	13,11 g	13,5 g	16,54 g	14,1 g
Gorduras	8 g	2 g	5,77 g	6,89 g	30,74 g	32,3 g
Fibras	9,1 g	2 g	6 g	6,67 g	34,4 g	33,5 g
Cálcio	48 mg	18 mg	129 mg	160 mg	631 mg	211 mg
Potássio	336 mg	--	740 mg	509 mg	407 mg	869 mg
Fósforo	153 mg	--	411 mg	558 mg	860 mg	615 mg
Magnésio	119 mg	--	211 mg	249 mg	335 mg	347 mg
Ferro	4,4 mg	4,2 mg	9,33 mg	7,5 mg	7,72 mg	4,7 mg

Tabela Brasileira de Composição dos Alimentos (TACO) - versão 2, UNICAMP
Fonte sobre dados nutricionais da chia: Departamento de Agricultura dos Estados Unidos

Combinando a linhaça

Linhaça + Soja: Ambos os alimentos tem fitoestrógenos, mas eles têm ações diferentes: a primeira contém as lignanas, enquanto a segunda traz isoflavonas. Ambas atuam de forma positiva nos sintomas da menopausa, e no lugar de vê-las como concorrentes, a maioria dos especialistas incentiva a juntar o consumo de ambas ao dia a dia, para assim potencializar esse tipo de efeito. Além disso, a soja em excesso pode trazer problemas na tireoide, o que torna sua associação com a linhaça ainda mais positiva para a saúde, considerando que haverá a redução do consumo de soja se for consumida com a linhaça.

Contraindicações
Devido ao alto teor de fibras, a linhaça é contraindicada para crianças com menos de seis meses, que ainda não tem um aparelho digestório que consegue digerir de forma eficiente essas substâncias. Pessoas com intestino que funciona rapidamente podem ter desconfortos.

Riscos do consumo em excesso
Devido ao alto teor de fibras, consumir além de duas colheres de sopa de linhaça pode causar inconvenientes como competição por absorção, produção excessiva de gases, chegando até mesmo a obstrução intestinal.
Além disso, mesmo que seja fonte de gorduras consideradas saudáveis, elas são calóricas e podem causar ganho excessivo de peso.

Onde encontrar
A linhaça é vendida na maior parte dos hipermercados e lojas de produtos naturais.

Fontes:
Nutricionista Alessandra Luglio, consultora da Hero Nutritionals
Nutricionista Israel Adolfo, de São Paulo
Nutricionista Renata Boscaini David, consultora científico-nutricional do Instituto de Pesquisas Ensino e Gestão em Saúde (IPGS) Nutricionista Tatiana Camacho Barão, da Naturalis

CAPÍTULO XVI

Maltodextrina: veja o que é, como tomar e seus benefícios

Suplemento é rico em carboidratos e fornece energia rapidamente para quem pratica exercícios

A maltodextrina ajuda no ganho de massa muscular

A maltodextrina é um carboidrato complexo proveniente do amido, normalmente de milho, mas pode ser de outros alimentos, com a mandioca. Ela é constituída por polímeros de glicose; e apesar de ser um carboidrato complexo, esses compostos de açúcar são mais facilmente absorvidos pelo organismo.

Este suplemento é orientado para pessoas que praticam atividades físicas aeróbicas de alta intensidade e longa duração e também para quem faz musculação. Quando consumida antes do treino a maltodextrina irá garantir que o corpo tenha as quantidades corretas de glicose para a prática segura de exercícios, poupando as proteínas teciduais e evitando a hipoglicemia.

Ao ser ingerida após os treinos, a maltodextrina ajuda a repor o glicogênio muscular, assim ela evita que as proteínas sejam utilizadas como fontes energéticas, favorece a absorção desta substância pelos músculos e contribui para a melhor recuperação muscular.

Para os praticantes de atividades físicas o consumo da maltodextrina pode ser mais interessante do que o de outras fontes de carboidratos, como o arroz ou o macarrão, porque sua absorção é mais rápida e seu consumo mais prático, pois é comercializada em pó ou em gel.

Benefícios comprovados da maltodextrina

Boa para quem pratica exercícios aeróbicos

Quem pratica exercícios aeróbicos costuma ingerir a maltodextrina antes ou durante os treinos. Esta substância é benéfica para praticantes de atividades aeróbicas, como corrida, futebol e tênis, porque como é um carboidrato de fácil absorção e seu consumo irá fornecer energia para a pessoa durante os treinos.

Com a quantidade de carboidratos correta, os praticantes de atividades aeróbicas não correm o risco de ter baixos níveis de glicose no sangue e desenvolver um distúrbio homeostático, série de problemas que pode ocorrer em decorrência da falta de açúcar no organismo, como hipoglicemia. Além disso, com as quantidades corretas de carboidratos no organismo, as proteínas não precisam ser utilizadas como fontes de energia e podem proporcionar outros benefícios para o organismo.

Boa para quem faz musculação
Para pessoas que realizam musculação, a orientação é consumir a maltodextrina após os treinos. O suplemento ajuda no ganho de massa muscular porque repõe o glicogênio muscular, fonte de energia armazenada nos músculos, e evita o uso da proteína como fonte energética. Além disso, ela irá ajudar a entrada da proteína dentro do músculo, que por sua vez contribui para a reparação dos músculos, que sofreram micro-lesões devido à prática de exercícios. Esses músculos são reparados e ficam maiores e mais fortes.

Como consumir

No caso de pessoas que praticam aeróbicos, a orientação é consumir a maltodextrina antes ou durante a prática da atividade física. Já no caso de quem faz musculação, a recomendação é consumir o suplemento após o treino.

A maltodextrina pode ser encontrada na forma de gel ou em pó. Caso esteja na versão em pó, ela pode ser diluída preferencialmente em água. Não é preciso recomendar o consumo do suplemento nos dias em que não irá malhar.

Quantidade recomendada

A quantidade de maltodextrina que podem ser consumida varia de acordo com o peso corporal, dieta prescrita, momento da ingestão, entre outras questões. Contudo, os valores orientados costumam variar entre uma a três colheres de sopa de maltodextrina diluídos em cerca de 250 ml de água.

Precauções ao consumir

A orientação da maltodextrina só pode ser feita por um nutricionista ou um médico especializado. Ao comprar o suplemento, vale observar se a embalagem não está furada, se está mantida em local seco e arejado, observar a data de validade e se a empresa que fabricou o suplemento está regulamentada pela ANVISA.

Quem pode e quem não pode consumir

A maltodextrina é orientada para quem pratica exercícios aeróbicos intensos ou musculação. Diabéticos normalmente devem evitar o consumo deste suplemento, pois trata-se de um carboidrato de rápida absorção e por isso eleva rapidamente os níveis de glicose causando hiperglicemia.

Riscos ao ingerir em excesso

O consumo em excesso da maltodextrina pode acarretar alguns problemas. Pode ocorrer um aumento na produção de insulina, em decorrência dos picos de glicose, o que favorece a hipoglicemia. Em doses muito altas também há o risco de diarreias, náuseas e vômitos.

O excesso do suplemento também leva ao ganho de peso. Pois, se os carboidratos da maltodextrina não são totalmente utilizados pelo organismo, o corpo os armazena em forma de tecido adiposo. Para evitar estes problemas, é essencial consumir a maltodextrina somente com a orientação de uma nutricionista ou médico especialista.

Combinações

Consumir a maltodextrina com uma fonte proteica, como os suplementos whey protein e albumina, é uma boa ideia. Isto porque o carboidrato irá ajudar na entrada da proteína no músculo.

É importante manter uma alimentação balanceada enquanto se consome a maltodextrina. Ao definir a quantidade de maltodextrina a ser ingerida deve ser considerado o quanto a pessoa come de carboidratos diariamente.

Fontes consultadas:
Nutricionista Daniela Lopes Gomes, professora da Uni CEUB - Centro Universitário de Brasília.
Nutricionista Talitta Maciel, do Espaço Reeducação Alimentar.

CAPÍTULO XVII

Mel: o alimento aliado do intestino

Este adoçante natural também ajuda a aliviar dor de garganta e melhora a qualidade do sono

Mel previne problemas na garganta

O mel é um produto natural obtido a partir do néctar das flores e de excreções da abelha. Além de ser um ótimo adoçante natural, este alimento é cheio de benefícios porque conta com ação antimicrobiana, capaz de impedir o crescimento ou destruir micro-organismos e assim proteger contra doenças.

O mel também conta com ação antioxidante e prebiótica, esta última modifica o balanço da microbiana intestinal, estimulando o crescimento e/ou atividade de micro-organismos benéficos. Por ser rico em carboidratos e açúcar o mel é ótima fonte de energia.

O alimento também conta com potássio, magnésio, sódio, cálcio, fósforo, ferro, manganês, cobalto, cobre e alguns outros minerais. Entre estes nutrientes, o potássio é o que está mais presente no mel e é interessante para o equilíbrio da pressão arterial.

Além de adoçar o mel combate infecções e melhora a digestão. Ele também ajuda no combate de doenças gastrointestinais

Os tipos de mel

O sabor, aroma e cor do mel irão variar de acordo com as floradas, definidas a partir do tipo de flor que a abelha coleta o néctar para produzir este doce. Alguns benefícios do mel podem ser mais fortes em determinados tipos do que em outros. Confira os principais tipos de mel consumidos no Brasil:

Mel silvestre: Este é o mais ingerido no Brasil e é proveniente de diversas flores. É considerado interessante para a pele, vias respiratórias, tem efeito antioxidante e propriedades calmantes.

Mel de flor de eucalipto: Possui um sabor mais forte e coloração escura. É interessante para o tratamento auxiliar e alivio de infecções intestinais, vias urinárias e doenças respiratórias.

Mel de assa-peixe: Possui aroma e sabor agradáveis e possui efeito calmante e expectorante.

Mel de flor de laranjeira: Conta com sabor suave e regula a função intestinal e tem efeito calmante.

Mel de cipó-uva: possui ação antioxidante, especialmente no fígado, por isso pode ajudar a diminuir os efeitos do álcool.

Principais nutrientes do mel

O mel conta com boas quantidades de açúcar e carboidratos e por isso ele é uma ótima fonte rápida de energia. Ele também possui alguns ácidos orgânicos, sendo que um deles, o ácido glucônico, contribui para a formação do peróxido de hidrogênio, um poderoso antibactericida. O ferro e o cobre presentes no mel contribuem para a ação antimicrobiana.

O ácido glucônico também tem forte ação antioxidante. O mel ainda conta com grande número de compostos que proporcionam este mesmo benefício. Os ácidos fenólicos, os flavonoides, certas enzimas, como a glicose oxidase, catalase e peroxidase, ácido ascórbico, hidroximetilfurfuraldeído e carotenoides. Todas as substâncias contribuem para combater os danos causados por agentes oxidantes, presentes nos alimentos e no corpo humano, e assim prevenir o envelhecimento e doenças como o Alzheimer, cardiovasculares, entre outras.

O mel conta com carboidratos não digeríveis e oligossacarídeos que são prebióticos. Isto significa que eles contribuem para a manutenção da microbiota intestinal e assim estimulam o trânsito intestinal, cooperam com a consistência normal das fezes, previnem diarreia e constipação.

Este adoçante natural possui potássio, interessante para o equilíbrio da pressão arterial, cálcio, importante para a saúde dos ossos, ferro, necessário para a prevenção da anemia, e outros minerais.

Nutrientes Mel - 25 gramas

Calorias..77.25 kcal

Carboidratos..21 g

Cálcio..2.5 mg

Magnésio..1.5 mg

Ferro..0.075 mg

Potássio..24.75 mg

Fósforo..1 mg

113

Fonte: Tabela Brasileira de Composição dos Alimentos / Taco - versão 2, UNICAMP

Confira qual a porcentagem do Valor Diário* de alguns nutrientes que a porção recomendada, 25 gramas (uma colher de sopa), de mel carrega:

7% de carboidratos
0,5% de ferro
0,25% de cálcio.

Benefícios do mel

Bom para dor de garganta: Sua avó estava certa. Como o mel possui ação antimicrobiana, capaz de impedir o crescimento ou destruir micro-organismos, ele é interessante para aliviar a dor de garganta momentaneamente. Mas é importante ressaltar que não há nenhum estudo científico comprovando que o mel trate as causas desse sintoma, como uma faringite, por exemplo, e nem a evolução da doença relacionada a uma dor de garganta.

As características do mel que fazem com que ele tenha esta ação antibiótica são: o baixo PH, proporcionando um ambiente ácido que pode inibir o desenvolvimento de muitos micro-organismos, pouca quantidade de água, que não proporciona condições favoráveis para o crescimento das bactérias. Além disso, o mel possui o ácido glucônico que contribui para a formação do peróxido de hidrogênio, um poderoso anti-bactericida.

Bom para problemas respiratórios: Pesquisas mostraram que bactérias causadoras de algumas doenças são sensíveis a ação antibacteriana do mel. Entre esses micro-organismos estão a Haemophilus influenzae, responsável por infecções respiratória e sinusites, Mycobacterium tuberculosis, que leva a tuberculose, Klebsiella pneumoniae e Streptococcus pneumoniae, que causa a pneumonia. Nesse caso, vale a mesma ressalva em relação à dor de garganta. O mel pode ajudar aliviando os sintomas e o desconforto, mas não promove a cura da doença em si. O tratamento dessas doenças, portanto, deve ser indicado por um especialista.

Uma boa associação do mel se faz com a própolis, substância complexa coletada e transformada por abelhas e que possui flavonoides. Os flavonoides apresentam propriedades anti-bactericida, sendo também um coadjuvante no combate a doenças do trato respiratório.

Bom para o intestino: O mel pode ser um importante aliado na manutenção da microbiota intestinal (conhecida como flora intestinal), que são bactérias benéficas que carregamos ali. Contribuindo assim para um melhor trânsito intestinal, a consistência normal das fezes, prevenção de diarreia e constipação. Com a microbiota boa, quando a pessoa consumir fibras as bactérias do bem transformam as fibras em ácidos graxos de cadeia curta, que impedem que os micro-organismos ruins do intestino invadam a corrente sanguínea e se espalhem pelo nosso corpo, criando uma defesa indireta.

Todos estes benefícios ocorrem porque o mel possui carboidratos não digeríveis e oligossacarídeos que são prebióticos, ou seja, contribuem para a manutenção da microbiota intestinal. Além disso, pesquisas mostraram que bactérias causadoras de algumas doenças são sensíveis a ação antibacteriana do mel. Entre esses microrganismos estão: Escherichia coli, causadora de diarreia e infecções urinárias e Salmonella species, que pode levar a diarréia.

Bom para pele: O mel é rico em antioxidantes, como ácidos fenólicos, os flavonoides e os carotenoides. Por isso, o alimento contribui para a diminuição dos radicais livres e assim previne o envelhecimento precoce e contribui para a pele mais bonita e saudável. O mel pode ser ingerido ou utilizado em cosméticos como sabonetes e cremes.

Ao ser passado na pele algumas pesquisas, entre elas uma da Universidade de Ouagadougou de Burkina Faso, observaram que o mel pode agir como cicatrizante de feridas e em casos de úlceras, queimaduras e abscessos na pele. Os micro-organismos staphylococcus aureus e salmonela typhimurium, ambos causadores de infecções em ferimentos, são sensíveis a ação antibacteriana do mel.

Ação antioxidante: Isto faz com que o mel ajude a diminuir os radicais livres e assim contribua para evitar o envelhecimento celular, proporcionando uma pele mais bonita e saudável e prevenindo doenças como o Alzheimer, cardiovasculares, entres outras.

As substâncias presentes no alimento que proporcionam este benefício são: ácido glucônico, os ácidos fenólicos, os flavonoides, certas enzimas, como a glicose oxidase, catalase e peroxidase, ácido ascórbico, hidroximetilfurfuraldeído e carotenoides.

Diminui os riscos de infecção urinária: Alguns estudos apontaram que bactérias causadoras de certas doenças são sensíveis a ação antibacteriana do mel. Entre esses microrganismos estão a streptococcus faecalis, proteus species e pseudomonas aeruginosa, todas elas podem causar a infecção urinária.

Melhora o sono e ajuda a relaxar: O mel estimula a produção de serotonina, neurotransmissor responsável pela sensação de prazer e bem-estar. O alimento é um carboidrato fonte de triptofano, um aminoácido precursor da serotonina, que é o hormônio responsável por baixar os níveis de estresse do organismo, melhorando o bem-estar. O mel tem uma função importante como regenerador da microbiota intestinal, quando combinado aos lactobacilos presentes no intestino. Sabe-se que mais de 90% da serotonina é produzida no intestino, portanto o mel ajuda a manter a integridade intestinal colaborando com uma melhor regulação neuro-endócrina, com mais serotonina e mais disposição e sensação de prazer.

Quantidade recomendada de mel

O quanto consumir de mel por dia pode variar entre uma colher de chá, cerca de 10 gramas, a uma colher de sopa, aproximadamente 25 gramas. É importante ressaltar que este alimento deve ser inserido em uma dieta saudável.

Como consumir o mel

O mel pode ser utilizado como uma substituição saudável ao açúcar refinado na preparação de bolos, tortas, biscoitos, entre outros doces. Também é interessante consumi-lo com torradas, frutas, iogurtes, sucos e até mesmo na receita de carnes.

Evite o aquecimento em excesso do mel, pois isto pode reduzir a acidez e a umidade do alimento e causar a perda na atividade de algumas enzimas, fazendo com que o alimento deixe de ter parte de suas propriedades benéficas. A Agência Nacional de Vigilância Sanitária (ANVISA) orienta aquecer o alimento até no máximo 70 graus Celsius.

Mel cristalizado: Por ser uma solução rica em açúcar, quando armazenado em temperaturas abaixo da média da colmeia, que é entre 34 e 35 graus, o mel pode cristalizar. Dessa forma o mel deve ser mantido fora de refrigeração. Para que ele volte ao estado líquido sem perder as propriedades nutricionais a orientação é colocar a quantidade a ser utilizada de mel em um pote em banho-maria a 45 graus durante cinco minutos. Deixe a água esfriar com o pote dentro.

Cuidados com a origem do mel

É importante ficar atento para a procedência do mel. Opte sempre pelo produto que tem as informações do fabricante e o selo do Serviço de Inspeção Federal (S.I.F). O S.I.F pertence ao Departamento de Inspeção de Produtos de Origem Animal que tem por objetivo normatizar e autorizar a produção e comercialização de todos os alimentos de origem animal no Brasil.

Comparando o mel com outros alimentos

Nutrientes	Mel 25 g	Melado 25 g	Açúcar refinado 50 g	Açúcar mascavo 50 g
Calorias	77.25 kcal	74 kcal	193.5 kcal	184.5 kcal
Carboidratos	21 g	19.15 g	49.75 g	47.25 g
Cálcio	2.5 mg	25.5 mg	2 mg	63.5 mg
Magnésio	1.5 mg	28.75 mg	0.5 mg	40 mg
Ferro	0.075 mg	1.35 mg	0.05 mg	4.15 mg
Potássio	24.75 mg	98.75 mg	3 mg	261 mg
Fósforo	1 mg	18.5 mg	0 mg	19 mg

Fonte: Tabela Brasileira de Composição dos Alimentos / Taco - versão 2, UNICAMP.

*Comparação baseada nas quantidades diárias recomendadas de cada alimento. Valores Diários de referência para adultos com base em uma dieta de 2.000 kcal ou 8.400 kj. Seus valores diários podem ser maiores ou menores dependendo de suas necessidades energéticas.

O mel é muito mais saudável para a alimentação do que o açúcar refinado. Enquanto o primeiro possui uma série de substâncias que proporcionam benefícios para o organismo, o segundo é somente fonte de "calorias vazias" já que é veículo de calorias, porém sem agregar nutrientes.

Já o açúcar mascavo não passa pelo processo de refinamento e por isso preserva nutrientes em sua composição. Ele conta com boas quantidades de ferro, importante para evitar a anemia, e potássio, nutriente que participa do processo de equilíbrio da pressão arterial. Além disso, o alimento possui magnésio, fósforo e cálcio. Porém, o alimento não possui as propriedades antioxidantes, antibacterianas e prebióticas do mel.

O melado, que assim como o açúcar refinado e mascavo é derivado da cana de açúcar, é uma outra opção para adoçar, pois não passa pelo refinamento. Assim, ele possui boas quantidades de nutrientes semelhantes aos do mascavo, como o ferro e o potássio. Alguns estudos apontam que o melado é interessante para a prisão de ventre. Contudo, ele também não possui as propriedades antioxidantes, antibacterianas e prebióticas do mel.

Combinando o mel

Mel + cereais: O mel possui ação prebiótica que melhora a microbiota intestinal e os cereais, como aveia, são ricos em fibras. Com a microbiota boa, quando a pessoa consumir fibras as bactérias do bem transformam as fibras em ácidos graxos de cadeia curta, que impedem que os micro-organismos ruins do intestino invadam a corrente sanguínea e se espalhem pelo nosso corpo, criando uma defesa indireta.

Mel com leite é uma ótima combinação para o sono

Mel + leite: A combinação pode ser ótima para melhorar a qualidade do sono, principalmente para quem tem mais dificuldade de desligar o cérebro antes de dormir. A temperatura morna do leite é reconfortante, ajudando o corpo a relaxar. Além disso, o alimento é fonte de triptofano, aminoácido que melhora o bem-estar e prepara para o sono. Já o mel, além de também ser fonte de triptofano, é uma fonte de carboidrato simples, que também ajuda no sono, pois facilita a absorção do triptofano.

Mel + fruta: Por ambos serem fontes de carboidratos, trata-se de uma combinação recomendável para antes da prática de exercícios físicos. Isso porque o carboidrato é o principal nutriente que proverá a energia para a melhor execução da atividade e, basicamente, os carboidratos são encontrados em quantidade limitada como reserva na forma de glicogênio nos músculos e no fígado, assim como na glicose presente no sangue.

Contraindicações

O mel não deve ser consumido por crianças menores de um ano. Isto porque o alimento pode ter Clostridium botulunum, bactéria causadora do botulismo. A doença pode causar problemas de saúde sérios como visão dupla e embaçada, fotofobia, tonturas, boca seca, constipação, comprometimento do sistema nervoso (dificuldades para engolir, falar, se mover) e comprometimento dos músculos respiratórios. Esta quantidade de bactéria presente no mel pode ser prejudicial para crianças com menos de um ano porque elas não possuem a microbiota completamente formada. Para os adultos saudáveis esta quantidade de Clostridium botulunum não é prejudicial.

Além disso, o mel não é recomendado para pessoas que possuem diabetes. Isto porque este alimento rico em açúcar pode levar a picos de glicemia no organismo. Grávidas também devem ficar atentas ao mel e procurar incluí-lo em uma dieta saudável, a fim de evitar o risco de diabetes gestacional.

Riscos do consumo excessivo

Como o mel é muito calórico e rico em açúcar o consumo em excesso pode causar o ganho de peso. Além disso, grandes quantidades de mel, assim como o açúcar, podem elevar os níveis de glicose no sangue rapidamente, fazendo com que os níveis de insulina aumentem; e consequentemente, a longo prazo, isso pode levar a resistência à insulina que favorece o diabetes tipo2.

Fontes consultadas:
Nutrólogo Roberto Navarro (CRM SP 78.392)
Nutricionista Karina Valentim da PB Consultoria em Nutrição

CAPÍTULO XVIII

Óleo de cártamo: alimento ajuda a controlar o colesterol

O alimento também pode queimar gordura e ser um aliado para quem tem diabetes

O óleo de cártamo possui ação antioxidante

O óleo de cártamo é extraído das sementes da planta cártamo (Carthamus tinctorius). Este óleo tem sido utilizado com frequência na alimentação por ser muito nutritivo. Ele é rico em ômega 6, ácido graxo essencial que o organismo necessita, mas não produz, e ômega 9, importante para a função cerebral, crescimento e desenvolvimento.

O alimento também possui boas quantidades de vitamina E que se destaca pela forte ação antioxidante. Os fitoesteróis estão presentes no óleo de cártamo, essa substância é importante porque contribui para o controle das taxas de colesterol.

O óleo contribui para a redução dos triglicérides e é bom para quem tem diabetes. Alguns estudos também apontam que o alimento pode ajudar mulheres com câncer de mama e pessoas com obesidade.

Principais nutrientes do óleo de cártamo

Óleo de cártamo - 9 gramas

Calorias...80 kcal

Gorduras totais..9g

Gorduras saturadas..0.55g

Gorduras poli-insaturadas...6.7g

Gorduras monoinsaturadas...1.29g

Vitamina E...3.07mg

Vitamina K...0.6mcg

Fonte: Tabela do Departamento de Agricultura dos Estados Unidos.

Confira qual a porcentagem do Valor Diário* de alguns nutrientes que a porção recomendada, 9 gramas, deste alimento carrega:

30% de vitamina E

16%degordurastotais

4% decalorias

3% de gorduras saturadas.

*Valores Diários de referência para adultos com base em uma dieta de 2.000 kcal ou 8.400 kj. Seu valores diários podem ser maiores ou menores dependendo de suas necessidades energéticas.

O óleo de cártamo é rico em ômega 6, podendo conter até 70% do quanto o organismo necessita deste ácido graxo por dia. Este ácido graxo poli-insaturado é essencial para o organismo, mas não é produzido por ele e auxilia na cicatrização, evita a queda de imunidade, atenua queda de cabelo e aumenta queima de gordura corporal.

Cerca de 30% do alimento é composto por ômega 9. Esta gordura é monoinsaturada e ajuda na prevenção de doenças cardiovasculares, derrames, tem ação anti-inflamatória e contribui para aumentar os níveis do colesterol bom, HDL, e diminuir o ruim, LDL.

O óleo de cártamo é fonte de vitamina E que se destaca pela capacidade antioxidante, favorecendo a retirada de radicais livres do organismo, retardando o envelhecimento e diminuindo o risco de doenças. Ele também conta com fitoesteróis, substância com estrutura semelhante ao colesterol e que diminui a absorção intestinal dele ajudando a controlar os níveis de colesterol.

O alimento ainda possui pequenas quantidades de vitamina A, que possui ação antioxidante, e vitamina K, componente na formação de 13 proteínas essenciais para a coagulação do sangue e envolvida na construção dos ossos.

Benefícios comprovados do óleo de cártamo

Pode controlar o colesterol

Um estudo publicado no The American Journal of Clinical Nutrition constatou que o óleo de cártamo suplementado por oito semanas pode reduzir o colesterol ruim, LDL, de 12 a 20% e níveis de apolipoproteina B-100 de 21 a 24%. Esta lipoproteína é a principal carregadora de colesterol do sangue para células. Este benefícios ocorrem devido à composição do óleo de cártamo que inclui os fitoesteróis e o ômega 9.

Ajuda a controlar os triglicérides

O óleo de cártamo ajuda a reduzir os níveis de triglicérides por ser rico em ômega 9. Um estudo publicado no The American Journal of Clinical Nutrition com trinta e cinco mulheres observou que o consumo do alimento de fato reduz os níveis de triglicérides.

Ação antioxidante

A vitamina E presente no óleo de cártamo faz com que ele tenha forte ação antioxidante. Assim, o alimento contribui proteger as células contra a ação dos radicais livres, retardar o envelhecimento e diminuir o risco de doenças.

Proporciona saciedade

Este benefício ocorre porque o óleo de cártamo retarda o esvaziamento gástrico, aumentando o tempo de saciedade.

Benefícios em estudo do óleo de cártamo

Bom para quem tem diabetes: Uma pesquisa realizada em 2009 e publicada no The American Journal of Nutrition com mulheres que tem diabetes mostrou que o óleo de cártamo reduz os níveis de açúcar no sangue em jejum.

Queima gordura: Uma pesquisa publicada no The American Journal of Clinical Nutrition com trinta e cinco mulheres concluiu que o óleo de cártamo contribui para a queima da gordura abdominal. Alguns especialistas defendem que esta perda de gordura ocorre devido ao ômega 6 presente no óleo. Este ácido graxo atuaria como catalisador da queima de gordura marrom, que tem função de gerar calor para os órgãos vitais. Quando o ômega 6 acelera a queima desse tipo de gordura, o corpo busca energia na gordura branca localizada na barriga, cintura e quadril. No entanto, existem estudos que contestam essa informação e afirmam que são necessários mais estudos sobre o assunto.

Benefícios polêmicos do óleo de cártamo

Combate e previne câncer de mama: Alguns estudos sugerem que o óleo de cártamo inibe a atividade do tumor do câncer de mama. Porém, há outras pesquisas que sugerem que uma dieta rica em ômega 6, substância que está presente em grandes quantidades no óleo, pode promover o desenvolvimento de câncer de mama.

Quantidade diária recomendada de óleo de cártamo

A quantidade orientada varia de acordo com cada pessoa. Porém, os valores que costumam ser orientados são de duas colheres de chá (9 gramas) do óleo ou duas cápsulas por dia.

Como consumir o óleo de cártamo

O óleo de cártamo pode ser consumido frio em saladas ou ser aquecido e assim fazer parte do preparo de alimentos refogados. Também é possível consumir este alimento na versão de cápsulas.

Compare o óleo de cártamo com outros alimentos

Nutrientes (em 9g)	Óleo de Cártamo	Óleo de Coco	Óleo de girassol
Calorias	80kcal	77kcal	80kcal
GordurasTotais	9 g	9 g	9 g
Gorduras saturadas	0,55g	7,8 g	0,81g
Gorduras poli-insaturadas	6,7g	0,52 g	2,6g
Gorduras monoinsaturadas	1,29g	0,16 g	5,2 g
Vitamina E	3,07mg	0,006 mg	3,7mg
Vitamina K	0,6mcg	0,06mcg	0,46mg

Fonte: Tabela do Departamento de Agricultura dos Estados Unidos.

O óleo de cártamo possui as mesmas calorias que o óleo de coco e o óleo de girassol, a vantagem é que tem menos gordura saturada quando comparado ao óleo de coco. A gordura saturada quando ingerida em excesso pode aumentar o colesterol total e o LDL.

Além disso, quando comparado com o óleo de coco, o de cártamo possui mais gorduras boas, a monoinsaturada, ômega 9, e a poli-insaturada, ômega 6. Porém, o óleo de girassol de destaca por conter quantidades maiores de gorduras monoinsaturadas. Por isso, os especialistas recomendam variar o consumo do óleo de cártamo com o de girassol.

Combinando o óleo de cártamo

Óleo de cártamo+fontes de ômega 3: O óleo de cártamo é rico em ômega 6, e este ácido graxo em excesso pode levar à inflamações. O ômega 3 possui ação anti-inflamatória e por isso ajuda a controlar o efeito negativo do ômega 6. Alimentos ricos em ômega 3 são peixes de águas profundas e frias como o salmão, sardinha e arenque, truta, linguado, namorado, pescada amarela e sementes como a chia e a linhaça, muito embora o ômega 3 de origem animal seja melhor absorvido do que o vegetal.

Contraindicações

É preciso tomar cuidado com os suplementos de óleo de cártamo.

O suplemento do óleo de cártamo só pode ser consumido com a orientação de um médico ou de nutricionista. Quanto ao óleo *in natura*, é melhor que gestantes e lactantes evitem o consumo do óleo de cártamo, pois ainda não existem estudos que mostrem a implicação deste alimento no bebê.

Riscos do consumo em excesso

É importante que haja um equilíbrio entre o ômega 3, encontrado principalmente em peixes de águas frias, e o ômega 6 na razão de 5:1, sendo o ômega 6 o mais consumido e o ômega 3 o menos. O equilíbrio entre os dois é essencial porque o ômega 3 age como anti-inflamatório, enquanto o ômega 6 em excesso pode levar a inflamação.

Infelizmente, como o ômega 6 pode ser encontrado na alimentação com facilidade, ele está presente em carnes, ovos e leite, e o 3 não, as pessoas podem ter dificuldade em balancear o consumo dos dois ômegas.

O excesso de ômega 6 pode aumentar a inflamação e resultar em maiores riscos de doenças cardiovasculares, câncer, artrite e depressão. Estudos sugerem que a população consume até 30 vezes mais o ômega 6 do que ômega 3. Como o óleo de cártamo é rico em ômega 6, o excesso do alimento na dieta pode levar a esses problemas. Por ser um óleo calórico, o excesso dele também pode causar o ganho de peso. O ganho de peso está associado aos aumentos de colesterol total LDL, glicose e triglicérides e redução do colesterol HDL.

Onde encontrar
O óleo de cártamo pode ser encontrado em lojas de produtos naturais.

Fonte consultadas:
Nutricionista Fabiana Honda, da PB Consultoria em Nutrição. Nutricionista Rita de Cássia Leite Novais, da empresa Consultoria Alimentar, especializada em Nutrição Clínica.

CAPÍTULO XIX

Ômega 3: a gordura aliada do cérebro e do coração

Estes ácidos graxos também combatem a depressão, o diabetes e a obesidade

Os ácidos graxos podem ser classificados em três tipos: saturado, monoinsaturado e poli-insaturado. O ômega 3 é uma gordura poli-insaturada. Ele representa uma família de ácidos graxos e é composto por três variedades: ácido alfa-linolênico (ALA), ácido eicosapentaenoico (EPA) e o ácido docosahexaenoico (DHA). Entre os benefícios mais reconhecidos do ômega 3 está a proteção da saúde cardiovascular e cerebral.

O EPA e o DHA são encontrados nos animais marinhos, especialmente os peixes, enquanto o ácido alfa-linoleico é de origem vegetal, presente na chia e na linhaça. 1 a 2% do ALA é convertido em DHA ou em EPA. Como somente uma pequena parcela deste ácido vindo das plantas pode se transformar no organismo, o consumo dos outros ácidos graxos é muito importante.

Esses ácidos graxos são chamados de essenciais, pois o organismo não consegue produzi-los. Quando são ingeridos, essas gorduras possuem como função mais nobre serem as responsáveis pela elaboração da camada lipídica em torno da célula. Quando as membranas celulares estão repletas destes ácidos as funções das células ocorrem de forma muito melhor.

Outros pontos muito importantes nos quais esses lipídeos agem são na formação da bainha de mielina, um componente dos neurônios, e no recobrimento da retina ocular, parte dos olhos que tem o papel principal de transformar o estímulo luminoso em estímulo elétrico para o cérebro poder realizar o processo de enxergar.

Os benefícios do ômega 3

Bom para o coração: O ômega 3 age de duas maneiras para proporcionar benefícios ao sistema cardiovascular. O EPA regula a atividade das plaquetas sanguíneas, evitando coágulos de sangue, que podem levar a um AVC ou infarto. O EPA também reduz os níveis de triglicérides, um tipo de gordura que é ruim para o organismo quando está elevada. Já o DHA ajuda a evitar arritmias cardíacas, estabilizando a atividade elétrica no coração.

O consumo desse ômega não assume apenas efeitos preventivos. No Centro de Pesquisas Médicas de Cardiff, no País de Gales, o cardiologista Michael Burr constatou que vítimas de ataques cardíacos aumentaram as chances de evitar novos problemas em 29%, passando a comer peixes ricos nessa gordura pelo menos duas vezes por semana.

Um estudo realizado no Centro para a Programação Fetal, no Statens Serum Institut de Copenhagen na Dinamarca, e publicado na revista da Associação Americana do Coração demonstrou que o risco de mulheres em idade reprodutiva terem distúrbios cardiovasculares é muito menor em quem consome peixes ricos em ômega 3 do que naquelas que não comem este alimento.

Esta pesquisa envolveu 49 mil mulheres com idade média de 30 anos durante oito anos e concluiu que mulheres que raramente ou nunca ingeriam pescados tiveram 50% mais problemas cardiovasculares do que aquelas que sempre consumiam o alimento e 90% a mais em relação às mulheres que comiam peixes ricos em ômega 3semanalmente.

Outra pesquisa feita pelo Physician's Health Study dos Estados Unidos com 22 mil homens concluiu que aqueles com maiores níveis de ômega-3 no sangue tinham menor risco de morte súbita. Além disso, o estudo observou que pessoas idosas que consomem uma porção de peixe rico em ômega 3 por semana têm 44% menos chances de sofrer um infarto.

Diminui o colesterol: Esses ácidos graxos modificam a composição química do sangue, provocando o aumento dos níveis do colesterol HDL (colesterol bom) e a diminuição dos níveis de colesterol LDL (colesterol ruim). Quando o LDL está em excesso, há maior risco dele se depositar nas artérias e provocar o seu entupimento levando a doenças cardiovasculares, como hipertensão, aterosclerose, infarto e derrame cerebral. Ele também consegue reduzir os níveis de triglicérides do sangue.

Regula a pressão arterial: O ômega 3 é capaz de evitar a formação das placas de gordura na parede das artérias e garantir a flexibilidade das veias e artérias, afastando o risco de doenças como hipertensão, aterosclerose, infarto e derrames.

Um estudo realizado pela Harvard School of Public Health dos Estados Unidos observou que a pressão arterial elevada é a responsável por 31% do aumento do risco de doenças cardíacas e 65% do risco de derrame.

Bom para a visão: Este ácido graxo é essencial para a visão porque participa do recobrimento da retina. Esta parte dos olhos tem o papel principal de transformar o estímulo luminoso em estímulo elétrico para o cérebro ser capaz de realizar o processo de enxergar. A degeneração da mácula, parte da retina responsável pela percepção de detalhes, é prevenida graça ao consumo de ômega 3. Estudos publicados na revista especializada Ophtalmology, da Universidade Tufts de Boston nos Estados Unidos, mostraram que o índice de degeneração macular é mais baixo entre pessoas que consomem peixes ricos em ômega 3, e demonstrou que este ácido graxo pode afetar o desenvolvimento ou a progressão da degeneração macular.
Cerca de 3 mil voluntários da pesquisa que consumiam uma ou mais porções de peixes ricos em ômega 3 por semana mostraram uma probabilidade 60% inferior de apresentar a degeneração da mácula em estágio avançado.

Bom para o cérebro: O ômega 3 age na formação da bainha de mielina, um componente dos neurônios. Assim, ocorre a melhora do desempenho cognitivo, da atividade cerebral e comunicação entre as células do cérebro. O ácido graxo também conta com efeito vasodilatador e por isso ocorre o aumento do aporte de oxigênio e nutrientes.

Sardinha é o segundo peixe mais rico em ômega 3
Uma pesquisa realizada pela Northumbria University, do Reino Unido, observou que o consumo de peixe, alimento rico em ômega 3, semanalmente melhora a circulação cerebral e diminui os riscos de demência ao envelhecer.
Outras pesquisas apontaram a melhora do desenvolvimento escolar em crianças e adolescentes. Elas também observaram a diminuição

do risco de doenças como Alzheimer e cansaço mental e a redução da ansiedade e da insônia após o consumo de alimentos ricos em ômega 3.

Combate a depressão: Pessoas portadoras de depressão possuem níveis baixos de ômega 3 o que pode ocasionar a diminuição do número de funções de neurotransmissores e receptores. A ingestão de ômega 3 melhora a fluidez das membranas que encapam as células nervosas e aumenta a produção de diversos neurotransmissores como serotonina, dopamina e noradrenalina, melhorando assim o humor e o bem-estar.

Alivia os sintomas da artrite reumatoide: O consumo do ômega 3 contribui para o alívio dos sintomas desta doença porque ele possui ação anti-inflamatória. Este ácido graxo funciona como um bloqueador de enzimas que produzem o processo inflamatório.
É importante ressaltar que o lipídeo irá ajudar no tratamento do problema associado a outros medicamentos. Por sua ação anti-inflamatória, o ômega 3 é interessante também para outras doenças autoimunes de cunho inflamatório.

Ômega 3 e diabetes: Uma pesquisa realizada pela Universidade de Valência, na Espanha, analisou o consumo de carne e peixe em 945 pessoas entre 55 e 80 anos com alto risco cardiovascular e descobriu que o consumo de peixe, que é rico em ômega 3, está associado a menor incidência de diabetes tipo 2 e a diminuição da concentração de glicose, enquanto o consumo de carne vermelha está relacionado à obesidade.
Os estudiosos acreditam que isto ocorre porque o aumento do ácido graxo nas células dos músculos esqueléticos melhora a sensibilidade à insulina.
Outro estudo publicado pela Universidade de Harvard notou que o ômega 3 previne o diabetes tipo 2. Este lipídeo aumenta os níveis de um hormônio chamado adiponectina que atua na regulação do açúcar no sangue e em processos inflamatórios.

Ômega 3 e obesidade: O ômega 3 ajuda no combate à obesidade devido à sua ação anti-inflamatória, pois obesidade é um processo que causa inflamação. O organismo também utiliza o ômega-3 para produzir prostaglandinas, substâncias químicas que têm participação em muitos processos, inclusive no combate às inflamações dos vasos sanguíneos.

Além disso, o ômega 3 consegue modular a expressão de neurotransmissores que controlam a fome e reduz a presença de proteínas responsáveis por aumentar o apetite. Em um estudo preliminar realizado com ratos, o nutricionista e pesquisador da Universidade Estadual de Campinas Dennys Cintra observou estes benefícios do ômega 3 em relação à obesidade.

Ômega 3 e gravidez

O ômega 3 é muito benéfico para as grávidas. Um estudo realizado pelo Centro Médico da Universidade do Kansas, nos Estados Unidos, revelou que o ácido graxo ajuda as mulheres a terem bebês mais fortes e a reduzir a incidência de partos prematuros. Além disso, outras pesquisas apontam que o consumo do ômega 3 no último trimestre de gestação e nos primeiros meses de aleitamento aumenta o QI dos bebês.

A orientação para as gestantes é ingerir o ômega 3 por meio da alimentação. Comer peixes de água fria, como o salmão e a sardinha, duas ou três vezes na semana e incluir oleaginosas, como a nozes, nos lanches entre as principais refeições são ótimas opções.

A suplementação com o ácido graxo só é orientada caso a grávida não possa ingerir os alimentos ricos no nutriente. Contudo, é preciso muito cuidado e orientação de um profissional da área de saúde ao ingerir estes suplementos. Um estudo em fase inicial realizado com ratos por estudiosos da Medical College of Georgia, dos Estados Unidos, e do Agharkar Research Institute, da Índia, observou que fetos e filhotes eram sensíveis ao excesso de ômega 3 e que isto afetou de maneira negativa o desenvolvimento do cérebro dos animais.

O quanto consumir de ômega 3

A quantidade diária recomendada de ômega 3 é polêmica. Apesar de a Sociedade Americana do Coração orientar até 4 gramas ao dia, é justamente esta porção que em alguns estudos leva a complicações de saúde. Por isso, outros especialistas defendem a porção de até 1 g de ômega 3 ao dia.

Alimentos ricos em ômega 3

Os alimentos que possuem a maior quantidade de ômega 3, DHA e EPA, são os peixes de águas frias. Isto porque como eles vivem em um ambiente frio tem a tendência de acumular mais gorduras monoinsaturadas e poli-insaturadas, especialmente o ômega 3.

Confira as espécies que possuem as melhores quantidades do ácido graxo e veja qual é a porcentagem do valor diário e a quantidade que a porção de 100 gramas de peixe carrega de ômega 3.

Peixes	Quantidade de ômega 3	Porcentagem do valor diário de ômega 3
Arenque	1,2 a 3,1 gramas	215%
Sardinha	1,5 a 2,5 gramas	275%
Salmão	1 a 1,4 gramas	120%
Atum	0,5 a 1,6 gramas	90%
Bacalhau	0,2 a 0,3 gramas	25%
Linguado	0,2 a 0,3 gramas	25%
Pescadinha	0,2 a 0,3 gramas	25%

Fontes: The Nutrition Source, Fats and Cholesterol: out with the bad in with the good, Harvard School of Public Health; Suárez-Mahecha H, Francisco A, Beirão LH, Block JM, Saccol A, Pardo-Carrasco S. Curtis-Prior, P. The eicosanoids. West Sussex: Wiley, 655 p; Frazen- Castle LD, Ritter-Gooder P; Omega-3 and omega-6 fatty acids, University of Nebraska-Lincoln Extension, Insitute of Agriculture and Natural Resources Schmidt EB, Dyerberg, J, Omega-3 fatty acids. Current status in cardiovascular medicine. Drugs 47:405-24 e Instituto Nacional de Metrologia, Qualidade e Tecnologia (Inmetro).

Os óleos de soja e canola, nozes e as sementes de chia e linhaça são ricas em ômega 3, no caso o ácido alfa-linolênico. A quantidade diária recomendada de linhaça, 10 gramas, possui 0,54 gramas do ácido graxo. A chia também conta com boas quantidade de ômega 3.

É importante lembrar que apenas uma pequena quantidade de ácido alfa-linolênico se transforma em DHA ou EPA, portanto é importante consumir também o peixe para se ter boas quantidades de ômega 3.

Suplementos de ômega 3

Os suplementos de ômega 3 devem ser consumidos somente após a orientação médica e são orientados caso a pessoa não consiga adquirir o ácido graxo por meio da alimentação, com a ingestão de peixes e frutos do mar.

É preciso ficar atento à fraude de cápsulas, pois atualmente muitas delas não contém o ômega 3. Uma maneira de garantir isso é consumir o óleo de fígado de bacalhau, ele normalmente é evitado devido ao seu gosto considerado desagradável, mas é exatamente isso que irá garantir que ele é rico no ácido graxo. Um alerta: ele contém muita vitamina A e pode ser contraindicado em alguns casos.

Contraindicações e riscos do suplemento

O suplemento é contraindicado para pessoas com problemas de coagulação, como os portadores de hemofilia, pois há o risco de hemorragia já que o ácido graxo deixa o sangue mais fluido.

Pessoas com próteses cardíacas também devem evitar o consumo. Quanto a gestantes, a suplementação pode ser feita, desde que com as doses corretas, pois o excesso do ômega 3 pode causar problemas no feto.

Combinando o ômega 3

Ômega 3 + vitamina E: Combinar alimentos ricos em ômega 3, como os peixes, com comidas ricas em vitamina E é uma boa ideia. Isto porque estes ácidos graxos oxidam com muita facilidade, perdendo suas propriedades. As melhores fontes de vitamina E são azeite de dendê, amendoim, semente de girassol, amêndoas, abacate e folhas verdes como espinafre e couve.

Nutrientes similares ao ômega 3

Não há nutrientes similares ao ômega 3, porém há outro ácido graxo poli-insaturado que também é muito importante para o organismo. Trata-se do ômega 6 que assim como o ômega 3 é um importante componente de membranas celulares.

Além disso, o ômega 6 auxilia na cicatrização, age na imunidade, atenua queda de cabelo e até aumenta a queima de gordura corporal. Porém, em excesso esta substância pode aumentar os processos inflamatórios.

Para evitar este problema é importante que haja um equilíbrio no consumo de ômega 6 e o ômega 3. Infelizmente, como o ômega 6 pode ser encontrado facilmente na alimentação, principalmente nos óleos vegetais (canola, soja, algodão, milho), as pessoas têm dificuldade em equilibrar o consumo dos dois ômegas.

O ômega 9 é uma gordura monoinsaturada que está presente no azeite de oliva extra virgem, azeitonas, abacate, gergelim e em algumas oleaginosas. Ele possui uma ação anti-inflamatória tão forte quanto o ômega 3.

A preocupação atual vem sendo em relação à proporção do consumo entre as gorduras ômega 6 e ômega 3, pois o equilíbrio entre esses dois tipos de ácidos graxos confere um efeito metabólico protetor ao organismo. O consumo exagerado de ômega 6 comparado ao ômega 3 é visto como fato extremamente prejudicial à saúde do homem, principalmente porque mantém relação com o surgimento de doenças cardíacas e câncer. Na alimentação moderna há uma grande oferta de alimentos industrializados e óleos refinados, e um baixo consumo de alimentos de origem vegetal e peixes e frutos do mar.

Os valores sugeridos pela Organização Mundial da Saúde (OMS) para um bom equilíbrio entre as quantidades de ômega 6 e ômega 3 na alimentação é a razão de (5:1). Proporções acima desta recomendação, com mais ômega 6, não é interessante, poiso excesso deste ácido tem caráter pró-inflamatório. Os pesquisadores estimam que a proporção atual é de 20:1 ou 30:1.

Para conseguir cumprir esses valores, os pesquisadores Simopoulos e Robinson publicaram condutas que podem ser encontradas no Guia Dietético para Dieta do Ômega em Sete Etapas. Entretanto, devem estar associadas a uma alimentação bem planejada.

1. Escolher alimentos ricos em ácido graxo ômega 3, como peixes gordurosos (salmão, atum, truta arenque e cavala), nozes, linhaça e vegetais verdes;
2. Usar óleos monoinsaturados, como azeite de oliva e óleo de abacate;
3. Comer sete ou mais porções de frutas e vegetais por dia;
4. Coma mais proteínas vegetais, incluindo ervilhas, feijões e nozes;
5. Evitar carnes gordas e produtos lácteos com alto teor de gordura devido a presença de gordura saturada;
6. Evitar óleos ricos em ômega 6, como: milho, canola, cártamo, girassol, soja e algodão;
7. Reduza a ingestão de gordura trans, eliminando os seguintes produtos: margarina, gordura vegetal, preparações de pastelaria, frituras, snacks e alimentos processados.

Como preservar o nutriente

Ao consumir o peixe é importante que ele seja refogado, grelhado ou assado. Fritar este alimento não é interessante, pois diminui drasticamente a quantidade de ômega3.

Para obter o ômega 3 das sementes de linhaça é preciso triturá-la, pois o ácido graxo está dentro de uma capa de celulose. Porém, ao quebrar essa capa, um óleo muito sensível é exposto. Então, a orientação é triturar toda a quantidade do saquinho com as sementes, colocar o pó em uma vasilha de plástico fosca com tampa e armazená-la no freezer. Assim, o alimento fica protegido da luz, do oxigênio e da temperatura alta, evitando que ocorra a oxidação. Este procedimento é muito importante, se não for feito e a gordura do alimento triturado oxidar, isto pode ser muito prejudicial para a

137

saúde.

Fontes consultadas:

Nutrólogo José Alvez Lara Neto, vice-presidente da Associação Brasileira de Nutrologia (ABRAN).

Nutróloga Valéria Gourlart, diretora da Associação Brasileira de Nutrologia (ABRAN).

Nutricionista Dennys Citra, pesquisador da Universidade Estadual de Campinas (Unicamp).

139

CAPÍTULO XX

Óleo de coco: a gordura que emagrece

Polêmico, o alimento pode ajudar a queimar gordura
e aliviar a prisão de ventre

O polêmico óleo de coco tem nas gorduras saturadas seu principal benefício.

O óleo de coco é um óleo extraído da fruta coco e existem dois tipos desse alimento funcional, o refinado e o extra virgem. O primeiro é feito a partir do coco seco, enquanto o segundo é feito com o coco fresco. No último caso, ele deve ser extraído até 48 horas após a colheita, preferencialmente de um fruto que tenha vindo de uma plantação certificada e orgânica.

Normalmente, o óleo de coco é encontrado em estado líquido na temperatura ambiente, só ficando sólido e branco quando colocado em baixas temperaturas. O normal é que ele não estrague ou fique rançoso mesmo quando armazenado há algum tempo. Seus benefícios ainda são controversos entre a comunidade médica e não representam uma unanimidade entre os especialistas. Rico em um tipo diferente de gorduras saturadas, os triglicérides de cadeia média, o alimento conquistou fama, principalmente, por ajudar na perda de peso.

Principais nutrientes do óleo de coco

Óleo de coco - Por 15 g (uma porção)

Calorias...129 kcal

Carboidratos...0 g

Proteínas...0 g

Gorduras totais...15g

Gorduras saturadas...12,97g

Gorduras monoinsaturadas...0,87g

Gorduras poli-insaturadas...0,27 g

Cálcio...0g

Potássio...0 g

Ferro...0,01 mg

Fósforo...0 g

Magnésio...0 g

Sódio ....0 g

Zinco 0g

Vitamina E...0,01mg

Vitamina K...0,1mg

Fonte: Tabela do Departamento de Agricultura dos Estados Unidos

Como é possível perceber pela tabela, o óleo de coco é essencialmente composto por gorduras e em maior parte pela saturada que representa quase 87% da quantidade desse macro-nutriente.

O alto teor de gordura saturada presente nesse óleo o torna contraindicado por alguns profissionais de saúde. Afinal, esse macro-nutriente, quando consumido em grande quantidade, pode aumentar a quantidade de colesterol LDL, considerado ruim.

Para comprovar, a quantidade diária indicada de gorduras saturadas é de 22 gramas, para quem consome 2 mil calorias ao dia. Mesmo a porção recomendada de óleo de coco é de 15 g (uma colher de sopa) e contém 12,97 g desse nutriente, o que equivale a 59% do valor diário recomendado. Veja qual porcentagem do Valor Diário* de alguns nutrientes ele carrega por porção:

*59% de gordura
saturada
27% das gorduras totais
0,15% de vitamina K
0,1% de vitamina E
0,07% de ferro.*

* Valores Diários de referência para adultos com base em uma dieta de 2.000 kcal ou 8.400 kJ. Seus valores diários podem ser maiores ou menores dependendo de suas necessidades energéticas.

Benefícios do óleo de coco

O óleo de coco ajuda a emagrecer e previne doenças.

Apesar da alta quantidade de gorduras saturadas, o argumento de seus defensores é que elas são, em sua maioria, triglicerídeos de cadeia média (TCM), e não de cadeia longa, como normalmente encontramos nos alimentos. E a vantagem dessa informação é que eles são mais bem absorvidos pelo corpo, principalmente no fígado, sendo logo convertidos em energia e não se acumulando em forma de gordura no corpo. Eles são os responsáveis pela maior parte dos benefícios do óleo de coco que alguns estudos têm demonstrado e listamos a seguir:

Ajuda a emagrecer: Quem diria que justamente as gorduras saturadas poderiam ser aliadas da dieta, não é mesmo? Um estudo feito no Canadá em 2000 mostrou que pessoas que consumiam o óleo de coco tinham uma maior oxidação das gorduras, processo que causa sua quebra, do que as pessoas que seguiam dietas com óleos comuns. Quando a gordura é quebrada no tecido adiposo, ela é usada em forma de energia, ou seja não fica acumulada no organismo na forma dos famigerados pneuzinhos. Mas os pesquisadores não conseguiram descobrir o mecanismo responsável por essa alteração.

Outra pesquisa realizada pela Universidade Federal do Rio de Janeiro indica ainda que o óleo de coco nos ajuda a acelerar o metabolismo do organismo. Isso porque o ácido láurico, um dos TCM, fazem as células trabalharem de forma acelerada, consumindo assim mais calorias, o que evitaria o acúmulo de gordura localizada e como resultado favoreceria a perda de peso. De acordo com a pesquisa, o óleo também seria responsável por aumentar o volume de massa magra, os músculos, outros aliados por demandar mais gasto de energia do organismo, ajudando o emagrecimento.

Traz saciedade: Todos nós sabemos que essa sensação é a melhor amiga de quem quer perder peso, afinal quanto menos comemos, menos energia extra nós consumimos. Pesquisadores da Universidade de Columbia e do Centro de Pesquisa sobre Obesidade de Nova York, ambos nos Estados Unidos, verificaram que os TCM ativam hormônios como colecistoquinina, peptídeo YY e peptídeo inibitório intestinal, todos ligados à sensação de saciedade. Isso significa que ao consumir o óleo de coco no café da manhã, por exemplo, a tendência é que a quantidade de comida ingerida nas refeições seguintes seja menor. Além disso, eles indicam que o óleo de coco pode ser bem utilizado em dietas, mas para isso é necessário mudar todo o consumo de gorduras do cardápio, já que ele estará suprindo apenas as quantidades de gordura saturada.

142

Você precisará consumir bem menos carnes vermelhas e frituras e priorizar peixes, oleaginosas, grãos como a linhaça e óleos como o azeite.

Melhora a imunidade: O ácido láurico e o ácido cáprico, dois dos TCM do óleo de coco, tem a propriedade de modular o sistema imunológico. Alguns estudos mostram essa relação, mostrando sua eficácia contra fungos, vírus e bactérias, mas os cientistas ainda não descobriram como isso funciona. Uma forma indireta de ele contribuir com a imunidade está na melhora do trabalho do intestino ao eliminar as bactérias ruins.

Evita a prisão de ventre: Alimentos gordurosos normalmente auxiliam na digestão, pois a gordura se mistura o bolo alimentar e as fezes, facilitando sua passagem pelo sistema digestivo. Além disso, o ácido láurico e suas propriedades antibacterianas eliminam as bactérias ruins do intestino, favorecendo sua microbiota (flora intestinal) e assim melhorando o funcionamento do órgão. Mas, cuidado, o consumo em excesso pode trazer o efeito rebote, causando diarreia.

É amigo da beleza: Alguns estudos mostram que seu consumo melhora a elasticidade da pele. Além disso, seus antioxidantes ajudam no combate dos radicais livres, que causam o envelhecimento precoce. O óleo de coco também pode ser usado diretamente para hidratação dos cabelos, sendo adicionado a cremes.

Controle do colesterol: Alguns estudos mostram a eficiência do óleo de coco no aumento do colesterol bom, o HDL.
Porém a Sociedade Brasileira de Cardiologia (SBC) inclusive confirma em sua I Diretriz Brasileira de Hipercolesterolemia Familiar (HF) que o ácido láurico presente no alimento tem potencial de aumentar esse tipo de colesterol em relação aos outros tipos de gorduras saturadas, mas também eleva o LDL, considerado um colesterol ruim.

Por isso, a SBC contraindica o óleo de coco para pessoas que tenham colesterol alto, e também solicita estudos adicionais antes de consolidar seu uso para pessoas com outras síndromes em seu metabolismo. O óleo também não deve ser ingerido por pessoas que tomam anticoagulantes.

Quantidade recomendada de óleo de coco

O ideal é consumir uma colher de sopa de óleo de coco, afinal mais do que isso extrapola a quantidade de gordura saturada diária.

Riscos do consumo excessivo

Se você ingerir mais do que a quantidade recomendada do óleo, o tiro sairá pela culatra. Afinal, haverá um consumo maior de energia do que seu gasto, o que sempre resulta em sobrepeso. Também pode trazer riscos cardiovasculares, com o aumento do colesterol. Por ajudar na digestão, em alta quantidade ele pode causar diarreia.

Como consumir o óleo de coco

Vale a pena acrescentá-lo a preparações frias, como saladas e sucos de frutas. Caso queira incluí-lo em pratos quentes, use apenas na finalização e não leve ao fogo, para que ele conserve suas propriedades antioxidantes.

O óleo de coco pode ser utilizado para finalizar os pratos quentes, promovendo sabor e aroma suaves a pratos como arroz e peixes. Em sua versão extra virgem, pode ser utilizado como tempero de saladas.

O óleo de coco também pode ser usado na preparação de bolos e tortas.

Ele pode ser misturado em iogurtes, sucos ou vitaminas. A adição do alimento deixa as bebidas com um gosto leve de coco.

O óleo de coco não é muito recomendado para ser usado em frituras, pois além de ser um uso pouco saudável, pode deixar os alimentos com gosto de coco, como a batata frita e carnes, por exemplo.

Compare o óleo de coco com outros alimentos

O maior diferencial do óleo de coco é o tipo de gordura saturada que ele contém: seus ácidos graxos são triglicérides de cadeia média. Eles são metabolizados diretamente no fígado e convertidos em energia, que, caso não seja gasta, não se acumula em forma de gordura. Até existem outros alimentos que contém esse tipo de triglicéride, mas as quantidades são tão pequenas que eles sequer são contabilizados. Já no óleo de coco, esse tipo de gordura é maioria dentre as saturadas.

Onde encontrar

Você consegue localizar o óleo de coco em diversos supermercados, farmácias e lojas de produtos naturais, inclusive pela internet. Ele pode ser vendido na versão para uso culinário ou em cápsulas, como suplemento. É importante consultar um especialista antes de iniciar o consumo das cápsulas, para entender a indicação de consumo diário se sem riscos à saúde.

Fontes consultadas:

Nutricionista Karina Valentim, da PB Consultoria Nutricional, em São Paulo

Livreto "Óleo de coco: a gordura saudável", do nutrólogo Wilson Rondó Jr. (CRM SP 47.078), de São Paulo

I Diretriz Brasileira de Hipercolesterolemia Familiar (HF) da Sociedade Brasileira de Cardiologia, Agosto de 2012

CAPÍTULO XXI

Ovo: aliado do cérebro e das gestantes

Alimento ainda é fonte de proteínas e não é inimigo de quem tem colesterol alto

O ovo é bom para o cérebro e para as gestantes

A criação de aves domésticas na América começou com a segunda viagem de Cristóvão Colombo ao continente em 1493. A bordo do navio estavam os primeiros galináceos, uma linhagem originária da Ásia. Assim, o ovo de galinha chegou ao Novo Mundo e anos depois passou a fazer parte da dieta dos brasileiros.

Após séculos como um dos principais alimentos da população mundial, especialistas passaram a afirmar que o ovo causava altos níveis de colesterol, fazendo com que ele fosse considerado um vilão da saúde.

Felizmente, descobriu-se que apesar de conter colesterol, uma unidade possui 178 miligramas, não é ele quem faz os níveis subirem. Isto porque o que mais colabora para a elevação das taxas são as gorduras trans, os óleos vegetais refinados e o excesso de carboidratos, que ao longo do tempo estimulam a síntese do LDL, o colesterol ruim, e não o colesterol presente nos alimentos.

Aliás, o ovo possui gorduras monoinsaturadas e poli-insaturadas que, apesar de não estarem presentes em grande quantidade no alimento, ajudam a diminuir os níveis do colesterol ruim (LDL) e a primeira ainda contribui para elevar o colesterol bom (HDL).

O alimento ainda é importante para o desenvolvimento cerebral e da memória, pois possui colina, que é necessária para a formação de fosfolípides, componentes de todas as membranas celulares.

O ovo é rico em vitaminas A, que tem efeito antioxidante e é essencial para a visão, D, responsável pela saúde óssea, E, que tem ação antioxidante, e em zinco, selênio e magnésio, minerais antioxidantes importantes para o organismo.

O alimento é recomendado para quem quer emagrecer, pois proporciona saciedade, já que é rico em proteínas que tornam a digestão lenta. Além disso, como este processo digestivo é demorado, há maior gasto energético.

Principais nutrientes do ovo

Ovo de galinha - 50 g (uma unidade)
Calorias...71,5 kcal

Proteína...*6,5 g*
Gorduras..*4,45 g*
Carboidrato..*0,8 g*
Colesterol...*178 mg*
Cálcio...*21 mg*
Magnésio...*6,5 mg*
Manganês...*0 g*
Fósforo..*82 mg*
Ferro..*0,8 mg*
Sódio *84mg*
Potássio..*75 mg*
Cobre..*0,03 mg*
Zinco...*0,55 mg*
Retinol..*39,5 mcg*
Tiamina...*0,0035 mg*
Riboflavina..*0,29 mg*
Piridoxina..*0 g*
Niacina..*0,375 mg*

Fonte: Tabela Brasileira de Composição de Alimentos - TACO, 2011.

A gema do ovo é rica em colina, nutriente que pertence ao grupo das vitaminas do complexo B e é necessário para a síntese de fosfolípides componente de todas as membranas celulares, e isso é importante para o desenvolvimento cerebral e da memória. Outro benefício da colina é que ela é utilizada na síntese da acetilcolina, um neurotransmissor que auxilia a memória e a concentração.

O ovo também possui vitamina A, que tem efeito antioxidante, está relacionada ao zinco e cálcio e é essencial para a visão, sistema imunológico, pele e saúde óssea. Já a vitamina E também tem ação antioxidante. A vitamina D está presente no ovo. 50 gramas possuem 41 UI, e é responsável pela saúde óssea. Ela também auxilia na secreção de insulina e síntese e secreção de hormônios da tireoide.

Zinco, selênio e magnésio são minerais antioxidantes presentes no ovo e importantes para o organismo. O alimento possui zeaxantina e luteína, carotenoides importantes porque têm efeito antioxidante e também protegem os olhos da ação da radiação ultravioleta, evitando a degeneração macular que ocorre com o passar dos anos, e é a maior causa de cegueira na idade avançada.

Outro nutriente presente no ovo é o aminoácido triptofano que participa da síntese de serotonina, um neurotransmissor importante na modulação do humor e bem estar. A albumina presente na clara é interessante por ser uma proteína com grande biodisponibilidade. Porém, ao contrário do que muitos acreditam, o consumo de altos índices de albumina não contribui para o aumento da força muscular.

Confira qual a porcentagem do Valor Diário* de alguns nutrientes que a porção recomendada, 50 gramas (um ovo), deste alimento carrega:

30% de colina
7% das proteínas
22% de riboflavina(vitaminaB2)
4,2% de sódio
59% de colesterol

*Valores Diários de referência para adultos com base em uma dieta de 2.000 kcal ou 8.400 kj. Seu valores diários podem ser maiores ou menores dependendo de suas necessidades energéticas.

Benefícios do ovo

Ajuda a emagrecer: O ovo é considerado um alimento funcional, pois, como é rico em proteínas que tornam a digestão mais lenta, a sensação de saciedade também é prolongada. Além disso, como este processo digestivo é mais demorado, há maior gasto energético. O ovo também proporciona a sensação de bem estar porque possui o triptofano, que é a matéria prima para a produção de serotonina responsável pelo benefício.

Bom para o cérebro: O ovo é uma das principais fontes de colina na dieta. A colina, um componente relacionado ao complexo B, é importante para a memória na idade adulta, pois protege as membranas celulares do sistema nervoso. É importante consumir alimentos ricos em colina para preservar os neurônios, e para aumentar a produção de acetilcolina, um neurotransmissor que melhora o poder cerebral, incluindo memória, capacidade de aprendizagem, humor e concentração.

Bom para gestantes: A colina presente no ovo é importante para as gestantes, pois reduz os riscos de problemas no fechamento do tubo neural do feto que é necessário para elaborar a calota craniana e a coluna vertebral do pequeno. Porém, ele não deve ser consumido cru ou com a gema mole, pois há o risco de infecções intestinais como a salmonela.

Efeito antioxidante: O ovo possui nutrientes com ação antioxidante como os carotenoides, a vitamina A e E, o ácido fólico, o zinco, o magnésio e selênio. Eles irão proteger as células das ações lesivas dos radicais livres e desacelerar o envelhecimento celular.

Ajuda a visão: O ovo possui as substâncias zeaxantina e luteína, carotenoides importantes porque têm efeito antioxidante e também protegem os olhos da ação da luz ultravioleta, evitando a degeneração macular senil que pode ocorrer com o passar da idade.

Quantidade diária recomendada de ovo
A quantidade recomendada é de um a dois ovos por dia. Um ovo grande pesa cerca de 50 gramas, com 178 miligramas de colesterol equivale a cerca de 50 gramas que possuem 178 miligramas de colesterol.

Como consumir o ovo
O ovo cozido é muito saudável.
  A melhor maneira de consumir o ovo, é cozido; pois assim não há o acréscimo de gorduras e aumento de calorias. Porém, ele também é uma opção interessante como omelete feito com pouco ou sem óleo em uma frigideira antiaderente. O óleo pode ser substituído por um pouco de manteiga ou azeite. Isso porque esses ingredientes aumentam a absorção de carotenoides, luteina e zeaxantina.

O ovo não pode ser ingerido cru ou frito com a gema mole, isto porque há o risco de infecções intestinais como a salmonela. Portanto, fique atento para as maioneses caseiras e mousses. Outra questão é que o calor inativa enzimas causadoras de fatores que comprometem a nutrição, são eles: avidina, que reduz a absorção da biotina, uma vitamina do complexo B, ovomucóide ou ovo inibidor, inibidores de enzimas digestivas e ovotransferrina, que reduz a absorção do ferro.

O ovo caipira é mais saudável do que o convencional, pois possui maior quantidade de carotenoides que tem uma importante ação antioxidante e evita a degeneração macular senil.

Como armazenar o ovo: É importante que o ovo seja armazenado em local fresco e arejado, preferencialmente na geladeira. É interessante que ao ser colocado no refrigerador o alimento não fique na porta, pois ele pode ficar próximo da resistência do eletrodoméstico e ser exposto ao calor, o que aumenta o risco de proliferação de bactérias.

Como escolher o ovo: Ao comprar o ovo, fique atento a validade dos alimentos e note se a casca está íntegra, sem trincas, rachaduras e sujeiras. Também observe a procedência do alimento, tome cuidado com ovos vindos de criações caseiras, pois a alimentação da galinha compromete os nutrientes presentes no ovo. Na hora da compra note se a embalagem está nova e limpa e ela deve possuir o nome do produtor com o CNPJ e carimbo de inspeção oficial.

Compare o ovo com outros alimentos

Por ser rico em proteínas, o ovo é uma ótima alternativa para os vegetarianos. Uma unidade, com cerca de 50 gramas, substitui um bife de carne vermelha com o mesmo tamanho. O primeiro possui 6,5 gramas de proteína e 50 gramas de fraldinha contam com 8,8 gramas de proteína. Ainda que o ovo tenha um pouco menos do nutriente, ele é interessante porque a clara possui a albumina, um tipo de proteína com grande biodisponibilidade.

O ovo de codorna é tão bom para a saúde quanto o de galinha.
Cinco ovinhos do pássaro equivalem a um de galinha.

Nutrientes (50 g)	Ovo de galinha (cerca de 1 ovo)	Ovos de codorna (cerca de 5 ovos)
Calorias	71,5 kcal	88,5kcal
Proteínas	6,5 g	6,75 g
Gorduras	4,45 g	6,35 g
Carboidratos	0,8 g	0,2 g
Colesterol	178 mg	284 mg
Cálcio	21 mg	39,5 mg
Magnésio	6,5 mg	7 mg
Manganês	0 mg	0 mg
Fósforo	82 mg	139,5 mg
Ferro	0,8 mg	1,65 mg
Sódio	84 mg	64,5 mg
Potássio	75 mg	39,5 mg
Cobre	0,03 mg	0,02 mg
Zinco	0,55 mg	1,05 mg
Retinol	39, 5 mcg	152,5 mcg
Tiamina	0,035 mg	0,055 mg
Riboflavina	0,29 mg	0,06 mg
Piridoxina	0 mg	0 mg
Niacina	0,375 mg	0,485 mg

Fonte: Tabela Brasileira de Composição de Alimentos - TACO, 2011.

Contraindicações

Alguns estudos sugerem uma associação de risco entre o consumo de ovo e pacientes diabéticos. Outros sugerem exatamente o contrário. Ainda são necessárias mais pesquisas para comprovar se há relação ou não, portanto é interessante que portadores da doença conversem com seu médico sobre ingerir o alimento. Pessoas com o colesterol elevado também devem consultar o médico sobre o consumo do ovo.

Fontes consultadas:
Nutricionista Lucia Endriukaite, coordenadora técnica do Instituto Ovos Brasil
Nutrólogo Celso Cukier

CAPÍTULO XXII

Pimenta: o tipo certo ajuda a emagrecer e até previne câncer

Frutos do gênero Capsicum também protegem o sistema cardiovascular e os dentes

Pimentas ajudam no emagrecimento

As pimentas são benéficas para o organismo porque possuem atividades antimicrobiana, anti-inflamatória, anticancerígena, melhoram a digestão, diminuem os níveis de colesterol e, por ter efeito termogênico, ou seja, acelerar o metabolismo, ajudam a emagrecer. Mas nem todas as pimentas trazem esta lista de vantagens. Para colher tais benefícios é preciso que a pimenta seja do gênero Capsicum.

Esse grupo de pimentas já era consumido pelos índios brasileiros e em toda a América Latina antes mesmo da chegada dos europeus no Novo Mundo. Essas pimentas são os tipos mais interessantes para a saúde porque têm como princípio ativo os capsaicinoides.

As principais pimentas do gênero Capsicum produzidas no Brasil são: jalapeño, pimenta de cheiro, pimenta de bode, cumari-do-Pará, malagueta, dedo-de-moça, murupi, biquinho e cambuci ou chapéu de frade. A quantidade de capsaicinoides de cada uma destas pimentas varia de acordo com a ardência dos frutos, quanto mais picante, maior a quantidade do princípio ativo.

Principais nutrientes da pimenta

Nutrientes -10 gramas Malagueta	Dedo-de-moça Jalapeño	Biquinho De-cheiro	Murupi de-bode	Cumari-do-pará
Calorias 4,52 kcal 4,52 kcal	3,85 kcal 10,5 kcal	6,31 kcal 5,5 kcal	2,17 kcal	4,66 kcal
Fósforo 4 mg 5,7 mg	2,46 mg 10,8 mg	6,2 mg 4,4 mg	2,9 mg	4,3mg
Potássio 39,7 mg 34 mg	35,1 mg 63 mg	49,6 mg 39 mg	22,2 mg	37,9 mg
Cálcio 2,5mg 3,2 mg	1,6 mg 5,9 mg	2,4 mg 2,1 mg	1,3 mg	1,2mg
Vitamina C 5,2 mg 7,4 mg	9,9 mg 5,2 mg	8 mg	13,4 mg	9,2mg
Fibra 0,9g 0,92 g	0,5 g 1,59 g	0,86 g 0,36 g	0,63 g	0,47 g

Fonte: Lutz e Freitas (2008)

Confira qual a porcentagem do valor diário* de alguns nutrientes para 10 gramas de pimenta.

30% da vitamina C na pimenta Murupi

0,59% de cálcio na pimenta Malagueta

1,5% de fósforo na pimenta Malagueta

6,36% das fibras na pimenta Malagueta.

* Valores Diários de referência para adultos com base em uma dieta de 2.000 kcal ou 8.400 kj. Seu valores diários podem ser maiores ou menores dependendo de suas necessidades energéticas.

As pimentas do gênero Capsicum são ricas em vitamina C que aumenta as defesas do organismo, ajudando na prevenção e no combate de infecções como a gripe. Ela também age como um antioxidante, neutralizando os radicais livres instáveis que podem causar danos ao organismo acelerando o envelhecimento celular. Além disso, esta vitamina fornece resistência aos ossos e dentes e facilita a absorção de ferro no organismo.

Outra vitamina muito presente nestas pimentas é a E. Ela é importante porque também é antioxidante e por isso age retardando o envelhecimento e ainda protege o organismo contra doenças crônicas não transmissíveis como Parkinson, Alzheimer, câncer e doenças cardiovasculares.

Os carotenoides, o mesmo pigmento vegetal da cenoura, também estão presentes nas pimentas. Eles são bons para o organismo porque se transformam em vitamina A. Cerca de meia colher de sopa de pimenta-dedo-de-moça desidratada em pó pode suprir a necessidade diária de vitamina A, que é de 600 microgramas. Assim, o nutriente será interessante para a saúde e acuidade visual, na integridade dos epitélios (células que revestem o corpo e formam uma barreira contra infecções) e no crescimento e desenvolvimento do esqueleto. O nutriente ainda possui função antioxidante, que combate envelhecimento e câncer, e previne doenças crônicas como catarata, artrite e doenças cardiovasculares.

Apesar de todos estes nutrientes, o principal carro-chefe nutricional das pimentas é terem como princípio ativo os capsaicinóides. Eles são importantes para a saúde porque possuem atividades antimicrobiana, anti-inflamatória, anticancerígena, melhoram a digestão, diminuem os níveis de colesterol e ajudam a emagrecer.

Quanto mais picante a pimenta, maior o teor de capsaicinoides. A ardência do fruto é expressa por uma escala sensorial denominada Scoville Heat Units (SHU) ou Unidades de Calor Scoville. Os seus valores variam de zero para pimentas "doces" até um milhão de SHU para pimentas extremamente picantes.

Ardência de pimentas consumidas no Brasil

Tipo de Pimenta Pungência (SHU)*
Pimenta de Bico ou Biquinho *0*
Cambuci ou Chapéu-de-frade *0*
Jalapeno *37.000*
Dedo-de-moça *46.000*
Pimenta de Bode *53.000*
Pimenta de Cheiro *94.000*
Malagueta. *164.000*
Cumari-do-pará *210.000*
Murupi *223.000*

Fonte: Lutz e Freitas (2008)
SHU*- Scoville Heat Units (Unidades de Calor Scoville)

Os benefícios da pimenta

Pimenta pode ajudar a prevenir o câncer.

Ajudam a emagrecer: A pimenta é um alimento termogênico, capaz de aumentar o gasto calórico do organismo durante a digestão e o processo metabólico. A substância responsável por isto é a capsaicina que aumenta a taxa metabólica em até 20%. Assim, o consumo de 6 gramas de pimenta queima cerca de 45 calorias.

Além disso, alguns estudos experimentais apontam que o fruto diminui o desejo de ingerir proteínas, carboidratos e gorduras. Isto provavelmente ocorre porque a pimenta aumenta a atividade do sistema nervoso simpático que afeta o comportamento de ingestão alimentar.

Combate o câncer: Um estudo publicado no The Journal of Cancer Research dos Estados Unidos, em 2006, descobriu que a capsaicina induz a apoptose, morte celular programada, em células do câncer de próstata. Assim, ela contribui para evitar a proliferação da doença.

Alguns estudos, entre eles um publicado na National Academy of Sciences of the United States of America, sugerem que a capsaicina também ajudaria a reduzir o crescimento de tumores nas mamas e ovários. O benefício também ocorreria devido à capacidade da substância de induzir a apoptose das células cancerígenas.

Boa para o coração: Um estudo realizado pela Pontifícia Universidade Católica do Rio Grande do Sul concluiu que a capsaicina presente na pimenta também ajuda a diminuir os níveis do colesterol ruim, LDL. O fruto ainda pode reduzir coágulos no sangue por ter ação vasodilatadora e aumento da excreção fecal de gorduras. O resultado é a redução do risco de problemas como hipertensão, infarto e outras doenças cardiovasculares.

Boa para os dentes: A pimenta estimula a salivação e desta forma neutraliza os ácidos da saliva e protege os dentes e gengivas. Além disso, ela é rica em vitamina C que fornece resistência aos ossos e dentes.

Protege o estômago: Alguns estudos defendem que a capsaicina presente nas pimentas tem um efeito gastroprotetor, pois aumenta a produção do muco gástrico. Ela também pode combater a bactéria que provoca gastrites e úlceras estomacais.

Quantidade recomendada de pimenta
Não existe uma quantidade determinada para o consumo da pimenta. A única orientação é não exagerar, como comer o fruto cerca de 3 a 4 vezes ao dia. É interessante que pessoas que não têm problemas de saúde, como a gastrite ou a hemorroidas, ingiram a pimenta entre uma ou duas vezes ao dia.

Como consumir a pimenta
A melhor maneira de comer a pimenta é fresca. Assim, todos os nutrientes do fruto são mantidos. As versões na forma de molho, de

conservas, de geléia, páprica, desidratada e dessecada também são opções. Porém, parte dos nutrientes, especialmente as vitaminas, podem ser perdidas no processo.

Contraindicações

Não existem dados científicos que comprovem que a pimenta causa úlceras ou outros distúrbios digestivos. Porém, por precaução, o recomendado é que pessoas que já têm úlcera ou gastrite, evitem o consumo em excesso do fruto. Quem tem hemorroidas também deve tomar cuidado com a pimenta, isto porque em grandes quantidades ela pode levar a irritação do endotélio, que constitui a camada celular interna dos vasos sanguíneo, lembrando que o problema resulta de veias inchadas e que ficam doloridas.

Riscos do consumo excessivo

Apesar de benéfica para a saúde, a pimenta não pode ser consumida de maneira exagerada. Tome cuidado especialmente com os molhos de pimenta que não usam o fruto *in natura,* mas o extrato ou óleo concentrado feito a partir de pimentas secas e picantes. Estes molhos em grandes quantidades podem causar queimaduras ou bolhas na boca ou na língua, náusea, alteração respiratória e vômito.
Já foi comprovado que consumo de doses extremamente altas de capsaicinoides pode levar a morte em ratos. Porém, em seres humanos seria preciso consumir em uma única vez cerca de 1,8 litros de molho de pimenta picante para que o indivíduo fique inconsciente.

Onde encontrar

Os tipos de pimenta e seus produtos, como geleias e molhos, são vendidos na maior parte dos hipermercados, horti-frutas e lojas de produtos naturais.

Fontes consultadas:
Regina Célia Rodrigues de Miranda Milagres, mestre em Ciências da Nutrição pela Universidade Federal de Viçosa.
Nutricionista Heloisa Vidigal Guarita Padilha
Nutrólogo Roberto Navarro

159

CAPÍTULO XXIII

Quinoa: a proteína em grão

Ela traz benefícios para os músculos e para a saúde cardiovascular

Amplamente consumida na região dos Andes, a quinoa é considerada um pseudo cereal. Isto é, ela possui os mesmos nutrientes que os cereais propriamente ditos, como arroz e trigo, mas suas características de plantio e crescimento são diferentes.

Principais nutrientes

Composição da quinoa para cada 100gramas
Calorias(Kcal)...336
Carboidratos (g)..68,3
Proteínas (g)...12,1
Lipídios (g)...6,1
Água (g)...10,8
Fósforo(mg). 302
Cálcio(mg). 107
Fibras (g)...6,8
Ferro (mg)..5,2
Tiamina (mg)..1,5
Niacina (mg)...1,2
Riboflavina (mg)...0,3
Ácido Ascórbico(mg)..1,1

A quinoa é um alimento de alto valor biólogo, ou seja, possui todos os aminoácidos essenciais que o nosso corpo precisa para funcionar corretamente.
Ela também é fonte de cálcio, ferro e ácidos graxos ômega 3 e 6. Como qualquer cereal, é muito rica em fibras, sendo portanto, uma ótima fonte de carboidratos para a alimentação. Além disso, a quinoa possui quantidades importantes de vitaminas do complexo B.

Benefícios da quinoa

Por ser rica em proteínas, a quinoa ajuda no fortalecimento muscular, principalmente para quem pratica atividades físicas. Suas quantidades significativas de ômega 3 e 6 são importantes aliados na prevenção de doenças cardiovasculares e redução do colesterol. Ela também ajuda no fortalecimento dos ossos e prevenção de doenças como osteoporose e hipertensão, devido a suas quantidades de cálcio.

As vitaminas do complexo B presentes na quinoa são parte essencial para o bom funcionamento do sistema nervoso, manutenção muscular e síntese de hormônios. Além disso, as fibras presentes no grão dão a sensação de saciedade, podendo favorecer o emagrecimento. Ela também é rica em zinco, um nutriente que atua no fortalecimento do sistema imunológico e nos processos de cicatrização. Por fim, também é um grão recomendado para pessoas que possuem doença celíaca, já que não contém glúten.

Onde encontrar a quinoa

A quinoa pode ser encontrada em supermercados e lojas de produtos naturais.

Como consumir

Sopa de quinoa é rica em nutrientes e uma refeição leve.

A quinoa geralmente é vendida na sua versão em pó, ficando parecida com a aveia moída, mas também pode ser encontrada como grão inteiro. Em ambos os casos a quinoa tem todos os seus nutrientes conservados e o consumo diário não deve ser feito em quantidades elevadas.

De acordo com o nutrólogo Roberto Navarro, da Associação Brasileira de Nutrologia, não existe uma recomendação certa para o consumo diário de quinoa. "Pensando em uma dieta de 2 mil calorias, podemos dizer que duas colheres de sopa por dia são suficientes", afirma.

É possível acrescentar a quinoa à alimentação de diversas formas:

Saladas: a quinoa pode ser usada para temperar a salada tanto como a semente propriamente dita como também na forma de farinha.

Com leite ou iogurte: os grãos inteiros da quinoa podem ser consumidos como um cereal matinal, acompanhando leite ou iogurtes, por exemplo. Isso ajuda a acrescentar mais fibras ao preparo, melhorando o fluxo intestinal e garantindo a saciedade.

Substituindo a farinha de trigo: a farinha de quinoa pode ser usada no preparo de diversas receitas, como massa de bolos, tortas, pães e biscoitos. A proporção para substituir nas receitas é de um para um, ou seja, para cada xícara de farinha de trigo, use uma xícara de quinoa nolugar.

Misturado em sucos ou vitaminas: colocar uma colher de farinha de quinoa a sucos ou vitaminas acrescenta boas doses de cálcio, proteínas, ferro e zinco a essas bebidas, fora todos os nutrientes que as frutas já oferecem. Pelo fato de estarem em forma de suco, a frutas perdem muito das suas fibras, e a quinoa pode ajudar a equilibrar essas quantidades.

Com frutas: consumir uma salada de frutas acompanhada da quinoa pode ser uma ótima opção de lanche após os exercícios, uma vez que as frutas são fontes de carboidratos e a quinoa, de proteínas; dois nutrientes indispensáveis para quem está praticando atividade física.

Contraindicações para o consumo

Não há qualquer contraindicação para o consumo da quinoa, desde que seja consumida nas quantidades adequadas (até duas colheres de sopa por dia). Isso porque ela é um alimento calórico, que se consumido em excesso pode desequilibrar a dieta.

Comparação com outros alimentos

A quinoa é uma das melhores fontes de proteína do reino vegetal: cada 100g de quinoa possui 12g de proteínas, quantidade superior a encontrada na soja, no trigo, no arroz e na aveia, mas inferior a encontrada nachia.

O grão também ganha disparado quando o assunto é quantidade de gorduras: são 6,1g de lipídeos em 100g de quinoa contra 1,5g do trigo e 10,2g da aveia, por exemplo; e é importante lembrar que as gorduras presentes na quinoa são o ômega 3 e o ômega 6, ambas benéficas para o organismo, ajudando principalmente na prevenção de doenças cardiovasculares.

Ela também é um dos grãos que tem maior teor de ferro (10,9mg por 100g de quinoa), perdendo apenas para o amaranto (17,4mg por 100g). Essas quantidades de ferro são aproximadamente 550 vezes maiores que as encontradas no feijão.

Possui cerca de 66mg de cálcio por 100g do grão, quantidade superior a do arroz, trigo, centeio, feijão e cevada, mas inferior à da aveia, do milho, da soja, da linhaça, do amaranto e da chia, que entre todos os grãos é a mais rica em cálcio.

Confira essa tabela que compara a quinoa com o trigo e a aveia, dois grãos largamente consumidos pelos brasileiros:

Composição dos grãos de quinoa em relação a outros cereais(100g)

	QUINOA	TRIGO	AVEIA
Calorias (Kcal)	336	330	405
Carboidratos (g)	68,3	71,6	68,5
Proteínas (g)	12,1	9,2	10,6
Lipídios (g)	6,1	1,5	10,2
Água (g)	10,8	16,5	9,3
Fósforo (mg)	302	224	321
Cálcio (mg)	107	36	100
Fibras (g)	6,8	3	2,7
Ferro (mg)	5,2	4,6	2,5
Tiamina (mg)	1,5	0,2	0
Niacina (mg)	1,2	2,8	0
Riboflavina(mg)	0,3	0,8	0
Ácido ascórbico(mg)	1,1	0	0

Fontes consultadas:
Nutrólogo Roberto Navarro, da Associação Brasileira de Nutrologia
Nutricionista Israel Adolfo, especialista em fisiologia pela Unifesp

CAPÍTULO XXIV

Vinagre de maçã: o alimento que ajuda a emagrecer e previne diabetes

Este tempero também é bom para as articulações e tem ação antioxidante

O vinagre de maçã possui uma série de benefícios para a saúde. Ele contribui para o emagrecimento, conta com ação antioxidante, protege o fígado, previne o diabetes, câimbras, tem ação diurética e melhora as articulações e a digestão.

O alimento pode ser feito a partir de qualquer alimento que contenha açúcar, como a maçã, uva, framboesa, maracujá, cana de açúcar, kiwi, laranja, tangerina, manga, mel, melado, arroz, malte, milho, vinho, álcool, entre outros.

No caso da versão com a maçã, a fruta sofre um processo de fermentação por leveduras benéficas e por bactérias chamadas acetobacter. Os açúcares naturais são transformados em álcool e depois ele é convertido em ácido acético. A concentração usual no vinagre de maçã é de 5% de ácido acético e 95 % de água, além de alguns minerais, vitaminas e fitoquímicos, como os polifenóis, que ajudam a proporcionar um sabor diferenciado e seus inúmeros benefícios.

O vinagre de maçã possui mais substâncias benéficas do que os demais vinagres. O alimento conta com ácido acético, enzimas, catequinas e quercetinas, que são antioxidantes, traços de fibra solúvel, betacaroteno e minerais, especialmente o potássio.

Principais nutrientes do vinagre de maçã

O vinagre de maçã possui boas quantidades de ácido acético. Este ácido inibe a ação de várias enzimas que digerem os carboidratos, entre elas amilase, sacarose, maltose e lactose. Assim, este ácido é um bloqueador natural da absorção de amidos e açúcar. Quando estas enzimas são bloqueadas, os carboidratos passam direto através do trato digestivo. Desta maneira, são eliminadas calorias que se tivessem sido absorvidas contribuiriam para o aumento de peso.

O ácido acético ainda melhorará a eficiência dos músculos e a recuperação após os treinos. Além disso, a substância faz com que a glicose seja liberada lentamente no sangue, o que ajuda a prevenir o diabetes.

O vinagre de maçã previne o diabetes

O alimento também possui boas quantidades de quercetina. Ela é importante porque possui ação antioxidante, melhora a imunidade e ajuda a reduzir os efeitos da histamina, uma substância que causa os sintomas de inflamação e alergia. Outras substâncias com ação antioxidante presentes no vinagre são as catequinas.

O vinagre de maçã conta com traços de fibras, como a pectina, que proporciona saciedade, absorção de gorduras e melhora o trânsito intestinal. O alimento ainda possui betacaroteno, que evita problemas de visão e protege a pele, e potássio, que é essencial para o funcionamento celular.

Nutrientes Vinagre de maçã - 30 ml

Calorias..6 kcal
Carboidratos..0.28 g
Açúcar...0.12 g
Cálcio..2 mg
Ferro...0.06 mg
Magnésio...1 mg
Fósforo..2 mg
Potássio..22 mg
Sódio 1mg
Zinco...0.01 mg

Fonte: Tabela do Departamento de Agricultura dos Estados Unidos

Benefícios comprovados do vinagre de maçã

Ajuda a emagrecer: Um estudo da Universidade do Arizona e publicado na revista Diabetes Care observou que após ingerirem duas colheres de sopa de vinagre de maçã diluídos em água antes do almoço e do jantar, os participantes perderam em média dois quilos em um mês.

Isto ocorre porque o alimento ajuda a reduzir picos de insulina e o nível de glicose após refeições ricas em carboidratos. Os picos de insulina são inimigos do emagrecimento porque quando o carboidrato é absorvido rapidamente pelo sistema digestivo, o nível no sangue sobe subitamente. Assim o pâncreas libera muita insulina que, por sua vez, irá baixar subitamente os níveis de glicose no sangue, levando a uma hipoglicemia reativa e consequente sensação de fome.

Além disso, o ácido acético presente no tempero é um bloqueador natural da absorção de amidos e açúcar. Quando estas enzimas são bloqueadas, os carboidratos passam direto através do trato digestivo, comportando-se como fibras insolúveis, que não podem ser digeridas. Assim são eliminadas muitas calorias, que se fossem absorvidas, certamente iriam dificultar a perda de peso.

Previne o diabetes: O vinagre de maçã ajuda a prevenir a doença porque reduz os níveis de glicose e consequentemente os picos de insulina após refeições ricas em carboidratos. Quando a insulina é produzida e liberada no corpo em grandes quantidades levando aos picos, alguns tecidos e órgãos começam a reduzir sua resposta a ela, sendo preciso mais insulina para armazenar a mesma quantidade de glicose. Esse processo leva a um quadro chamado de resistência à insulina, que, se não for revertido, pode evoluir para diabetes do tipo2.

Diminui a rigidez articular: O vinagre de maçã melhora a rigidez articular porque o ácido acético tem uma ação quelante, de eliminação, de cristais de minerais que se depositam nas articulações.

Melhora a digestão: Este benefício ocorre porque o vinagre de maçã é fermentado e rico em enzimas, assim o alimento fica menos tempo retido no estômago e também pode haver melhora na azia e no refluxo.

Protege o fígado: O vinagre de maçã possui os ácidos málicos, lático e cítrico que ajudam na saúde do fígado e também o tornam mais eficaz no processamento das toxinas, auxiliando o corpo a eliminá-las de forma mais rápida.

Bom para a pele: Uma colher de sopa de vinagre de maçã diluído em um copo de 300 ml de água pode ser utilizado como um tônico para a pele. Esta combinação ajuda a reduzir o excesso de oleosidade cutânea e também a acne.

Aliado dos músculos: O ácido acético presente no vinagre contribui para converter a glicose em glicogênio, que é armazenado pelos músculos e fígado como fonte de energia para as atividades do dia a dia. O glicogênio é usado de forma rápida pelo corpo e não se transforma em gordura. Quanto mais glicogênio, mais energia, e assim os músculos se tornam mais eficientes, o que facilita a malhação e a recuperação após a atividade física.

Benefício em estudo do vinagre de maçã

Previne o câncer: Estudos preliminares realizados com cobaias descobriram que o vinagre de maçã pode ser capaz de matar células cancerosas ou retardar o seu crescimento. Contudo pesquisas realizadas com seres humanos não obtiveram o mesmo resultado, inclusive um estudo relacionou o vinagre de maçã ao risco aumentado de câncer de bexiga.

Usos do vinagre de maçã na beleza

Vinagre de maçã para os cabelos

O vinagre de maçã sempre é indicado popularmente como uma alternativa para cabelos quebradiços, porosos ou oleosos. Na verdade, ele não atua diretamente nesses problemas, mas funciona como um potencializador de cremes com essa finalidade. O PH dos fios danificados é alcalino e o desgaste pode ser tanto que o creme de tratamento não consegue se fixar aos fios, nessas horas o vinagre de maçã pode ajudar, pois ele ajuda a selar o produto nos seus fios. O vinagre de maçã contém o PH ácido, o que contribui com o fechamento das cutículas abertas. Ao fechar as cutículas com o vinagre de maçã, os cabelos perdem o frizz e adquirem brilho, porque a luz vai passar a refletir nos fios de forma mais uniforme do que antes.

O ideal é usar o vinagre de maçã em todo o cabelo, podendo inclusive aplicá-lo na raiz, porque ele tem ação antifúngica e de limpeza, levando a uma melhora da caspa, em pessoas com essa predisposição.

Para usar, basta misturar uma colher de sopa do vinagre de maçã em um copo de água filtrada morna. Borrife essa mistura em todo o cabelo, após a limpeza e, na sequência, aplique o creme de tratamento indicado mecha a mecha. Deixe agir por entre três a cinco minutos com touca térmica ou toalha umedecida em água quente. Ao final, enxágue tudo usando a água com vinagre diluído. Não se preocupe, pois o cheiro fica completamente disfarçado pela máscara nutritiva. A água com vinagre já deverá estar fria no final do processo e isso vai ajudar ainda mais a selar as cutículas.

Vinagre de maçã para a pele

Embora não existam estudos comprovando estes efeitos, o vinagre de maçã possui algumas propriedades que podem ser interessantes para a pele.

O vinagre de maçã contém ácido acético, substância com propriedades antibacterianas que podem ter efeito antisséptico, promovendo erradicação das bactérias que induzem à acne.

Ainda pensando nas espinhas, por ter um PH também é muito semelhante ao da pele, o que mantem ácido o ambiente natural da flora bacteriana da pele, inibindo o desequilíbrio no crescimento de bactérias causadoras da acne.

Essa manutenção do PH também pode ser interessante para reestabelecer a síntese de proteínas essenciais e ácidos graxos da pele, evitando a oleosidade.

O vinagre de maçã também contém alfa-hidroxiácidos que podem agir removendo as células mortas da superfície da pele, e promovendo suave esfoliação da pele, acelerando a descamação das células da epiderme, tendo efeito coadjuvante no clareamento de manchas.

Porém, deve-se ter extremo cuidado ao utilizar o vinagre de maçã devido ao seu PH muito ácido, pode danificar e causar hipersensibilidade e até alergias na pele. O vinagre de cidra de maçã que você deve usar é o cru, orgânico, não filtrado e não pasteurizado e não o tipo refinado. Ele deve ser utilizado diluído com água na proporção de uma porção de vinagre para quatro porções de água. E após a aplicação enxaguar totalmente a pele. O ideal é usar uma vez por dia para limpeza do rosto.

Quantidade recomendada de vinagre de maçã

Os estudos com o vinagre de maçã foram feitos com um consumo que varia de duas a quatro colheres de sopa por dia, diluídas em água. Por isso, o indicado é ingerir até duas colheres de sopa de vinagre de maçã, cerca de 30 ml, diariamente.

Como consumir o vinagre de maçã

O vinagre de maçã pode ser consumido na salada. O alimento também pode ser adicionado na água ou suco. Para ter a quantidade recomendada, uma alternativa é colocar uma colher de chá de vinagre na salada do almoço e outra na do jantar e acrescentar o restante em um copo de água ou suco. O alimento pode ser aquecido durante a elaboração de uma receita, mas evite consumi-lo puro.

É importante comprar um vinagre de maçã orgânico, não pasteurizado e não filtrado. O vinagre ideal é o que apresenta uma fina teia boiando no conteúdo que são as enzimas e cultura bacteriana benéfica do processo de fermentação.

Compare o vinagre de maçã com outros alimentos

Nutrientes	Vinagre de maçã 30 ml	Vinagre de vinho 30 ml	Vinagre balsâmico 30 ml
Calorias	6 kcal	6 kcal	28 kcal
Carboidratos	0.28 g	0.08 g	5.45 g
Açúcar	0.12 g	0 g	4.78 g
Cálcio	2 mg	2 mg	9 mg
Ferro	0.06 mg	0.13 mg	0.23 mg
Magnésio	1 mg	1 mg	4 mg
Fósforo	2 mg	2 mg	6 mg
Potássio	22 mg	12 mg	36 mg
Sódio	1 mg	2 mg	7 mg
Zinco	0.01 mg	0.01 mg	0.03 mg

Fonte: Tabela do Departamento de Agricultura dos Estados Unidos

Na tabela nutricional não há diferenças relevantes entre o vinagre de maçã e os outros tipos. Porém, o primeiro possui vantagens quando comparado com os outros por ser elaborado com a maçã.
Este fruto possui fitoquímicos como as catequinas, que tem forte ação antioxidante, e a quercetina, que também age como antioxidante e ainda melhora a imunidade e ajuda a reduzir os efeitos da histamina, uma substância que causa os sintomas de inflamação e alergia.
Além disso, a versão de maçã possui traços de pectina e o betacaroteno. Todos os vinagres contam com o ácido acético.

Contraindicações

Pessoas que sofrem com úlcera devem evitar o consumo do vinagre de maçã. Quem tem problemas gástricos precisa fazer uma série de restrições no dia a dia e não deve consumir muito vinagre. Também é recomendado que esses indivíduos evitem sucos ácidos, refrigerantes, condimentos, chás e café. Isto porque estes alimentos podem irritar o estômago.

Riscos do consumo em excesso de vinagre de maçã

Consumir o vinagre de maçã em excesso pode levar a uma irritação gástrica. Pesquisas com animais indicam que grandes quantidades do tempero causam danos no estômago, duodeno e fígado devido à sua acidez.
A acidez do tempero pode chegar ao ponto de mudar o PH do sangue e causar uma acidose metabólica, quadro de risco que pode ser fatal. Porém, o problema só ocorre quando o vinagre é consumido em quantidades imensas, como uma garrafa inteira em um dia.
Além disso, grandes quantidades de vinagre podem teoricamente interagir com diuréticos, laxantes e medicamentos para diabetes e doença cardíaca.

Fontes consultadas:
Nutróloga e médica ortomolecular Tamara Mazaracki
Nutricionista Rita de Cássia Leite Novais da empresa Consultoria Alimentar
Dermatologista Tatiana Gabbi, membro da Sociedade Brasileira de Dermatologia
Dermatologista Luciana de Abreu, especialista da clínica Dr. André Braz (Rio de Janeiro)

173

CAPÍTULO XXV

Vitaminas do complexo B são essenciais para o sistema neurológico

Esses nutrientes auxiliam o organismo a utilizar a glicose, ácidos graxos e aminoácidos com eficiência

Leite e carne são ricos em vitaminas do complexo B

As vitaminas do complexo B são hidrossolúveis e não são produzidas em quantidades suficientes pelo corpo humano, por isso devem ser adquiridas por meio da alimentação. As vitaminas B1, B2, B3, B5 e B6 contam com funções mutuamente complementares e necessitam uma da outra para que realizem suas funções no organismo. Já as vitaminas B12 e a B9 não necessitam da presença das primeiras, mas também complementam suas funções entre si. Veja os benefícios, problemas causados pela falta e as fontes de cada vitamina do complexo B.

Vitamina B1 (Tiamina)

Benefícios: A vitamina B1 age principalmente no metabolismo da glicose, dos ácidos graxos e aminoácidos, ou seja, ajuda o organismo a utilizar essas substâncias com eficiência. Além disso, ela também desempenha um papel importante na formação da bainha de mielina, que fica em torno das fibras nervosas e permite mensagens entre os nervos, dentre as vitaminas do complexo B a mais importante para o sistema nervoso são as vitaminas B12, B6, B3 eB1.

Problemas causados pela falta: A falta de vitamina B1 pode causar fraqueza muscular, falta de energia, diminuição da memória e depressão. A carência extrema deste nutriente pode causar a doença beribéri que causa uma neuropatia periférica, formigamento nas mãos, fraqueza nas pernas, dificuldade para caminhar e alterar a sensibilidade da pele. Alcoólatras correm maior risco de desenvolver a carência de vitamina B1 e em consequência disso ter uma demência que causa confusão mental, dificuldade de raciocínio, memória e pode fazer até que a pessoa entre em coma.

Fontes: As principais fontes de vitamina B1 são carnes, leites, ovos, legumes e cereais integrais e leguminosas como feijão e grão de bico.

Vitamina B2 (Riboflavina)

Benefícios: A vitamina B2 possui forte ação antioxidante e por isso age combatendo os radicais livres. Além disso, ela age no metabolismo da glicose, dos ácidos graxos e aminoácidos, ou seja, ajuda o organismo a utilizar essas substâncias com eficiência. Além disso, ela também desempenha um papel importante na formação da bainha de mielina, que fica em torno das fibras nervosas e permite mensagens entre os nervos, dentre as vitaminas do complexo B a mais importante para o sistema nervoso é a vitamina B12.

Problemas causados pela falta: A deficiência de vitamina B2 é rara, mas, vegetarianos, alcoólatras, crianças, gestantes e idosos estão mais vulneráveis ao problema. A falta deste nutriente pode causar tontura, vertigem, dermatite seborreica, inflamação nos lábios e língua e coceira nos olhos.

Fontes: As principais fontes de vitamina B2 são carnes (fígado), leites, ovos, legumes, verduras, especialmente o brócolis, cereais integrais, leguminosas, como ervilhas, algumas oleaginosas, como amendoim, castanhas e nozes, e abacate e o levedo de cerveja.

Vitamina B3 (Niacina)

Benefícios: A vitamina B3 possui forte ação antioxidante e por isso age combatendo os radicais livres. Além disso, ela age no metabolismo da glicose, dos ácidos graxos e aminoácidos, ou seja, ajuda o organismo a utilizar essas substâncias com eficiência. Além disso, ela também desempenha um papel importante na formação da bainha de mielina, que fica em torno das fibras nervosas e permite mensagens entre os nervos, dentre as vitaminas do complexo B a mais importante para o sistema nervoso é a vitamina B12.

Problemas causados pela falta: A falta de vitamina B3 pode causar insônia, cansaço, irritabilidade, manchas na pele, depressão e uma doença chamada pelagra que causa diarreia, inflamação na pele e confusão mental. Mulheres que utilizam anticoncepcionais excretam mais a vitamina B3 pela urina, mas normalmente a própria alimentação já compensa essa falta. Pessoas em tratamento de tuberculose podem precisar do suplemento do nutriente, mas essa necessidade só será determinada pelo médico ou nutricionista. O excesso de vitamina B3 não é bom para o organismo, pois pode afetar o fígado, por isso não ingira suplementos do nutriente sem orientação.

Fontes: As principais fontes são: levedo de cerveja, cogumelos, fígado, peixes, leites, ovos. Algumas oleaginosas, como amendoim e castanha do pará, frutas secas, tomate e cenoura.

Vitamina B5 (Ácido Pantotênico)

Benefícios: A vitamina B5 age no metabolismo da glicose, dos ácidos graxos e aminoácidos, ou seja, ajuda o organismo a utilizar essas substâncias com eficiência. Além disso, ela também desempenha um papel importante na formação da bainha de mielina, que fica em torno das fibras nervosas e permite mensagens entre os nervos, dentre as vitaminas do complexo B a mais importante para o sistema nervoso é a vitaminaB12.

Este nutriente também auxilia na produção de hormônios da glândula suprarrenal e ajuda o fígado a detoxificar o álcool.

Problemas causados pela falta: A deficiência de vitamina B5 pode causar fadiga, formigamento nas mãos e pés, dores musculares, irritabilidade, depressão, distúrbios de sono, retardo de crescimento, queda de cabelo, envelhecimento precoce, artrite, alergias e estresse.

Fontes: As principais fontes de vitamina B5 são ovos, leite, carnes (vísceras), leguminosas, como ervilhas e feijão, cogumelos e gérmen de trigo.

Vitamina B6 (piridoxina)

Benefícios: A vitamina B6 é importante para a produção de glóbulos vermelhos. Ela também age no metabolismo da glicose, dos ácidos graxos e aminoácidos, ou seja, ajuda o organismo a utilizar essas substâncias com eficiência. Além disso, o nutriente desempenha um papel importante na formação da bainha de mielina, que fica em torno das fibras nervosas e permite mensagens entre os nervos e na síntese de neurotransmissores, dentre as vitaminas do complexo B a mais importante para o sistema nervoso é a vitamina B12. A vitamina B6 permite a síntese de glutationa, principal antioxidante do organismo.

Problemas causados pela falta: Níveis inadequados de vitamina B6 podem comprometer a conversão de glutamato, neurotransmissor que excita o tório, em GABA, neurotransmissor relaxante. A deficiência do nutriente pode causar convulsões em crianças pequenas, anemia, dermatite, lesões nervosas, confusão mental em adultos, dormência e formigamento nas mãos e pés. A anemia também pode acontecer devido à falta de vitamina B6.
O excesso do consumo de álcool também pode diminuir os níveis de vitamina B6, assim como o uso de anticoncepcionais. Contudo, a alimentação pode repor a falta do nutriente e é importante consultar um médico ou nutricionista para saber se há necessidade do consumo do suplemento.

Fontes: As melhores fontes de vitamina B6 são peixes, como atum, salmão, truta e arenque, nozes, amendoins, avelãs, semente de girassol, gérmen de trigo, levedo de cerveja, milho e cereais integrais, leguminosas, couve-flor, banana, melão e uvas passas.

Vitamina B7 (biotina)

Benefícios: Assim como outras vitaminas do complexo B, a biotina está relacionada ao metabolismo das gorduras, carboidratos e proteínas. Ela também é essencial para a saúde da pele, unhas e cabelos.

Problemas causados pela falta: A deficiência de biotina é extremamente incomum porque este nutriente está muito presente na alimentação. Contudo, quando acontecem os sintomas da ausência do nutriente são: fraqueza nas unhas e cabelos, calvície, pele seca e escamosa e vermelhidão em volta do nariz e da boca. Outras complicações que podem ocorrer são conjuntivite, dermatite exfoliativa, dores musculares e lassidão, acompanhada de aumento da glicemia.

Fontes: As principais fontes de biotina são o amendoim, as nozes, o tomate, a gema do ovo, a cebola, a cenoura, alface, couve-flor e amêndoa. A carne vermelha, o leite, as frutas e as sementes também contam com o nutriente.

Vitamina B9 (ácido fólico)

Benefícios: A vitamina B9 não depende de outras vitaminas do complexo B para surtir efeitos positivos. Ela participa da manutenção do sistema imunológico, circulatório e nervoso e reduz o risco de infarto, câncer de mama e de cólon, aterosclerose, promove a saúde dos cabelos e da pele, reforça o sistema imunológico e o sistema nervoso central. Para gestantes, o ácido fólico é importante, pois ajuda no fechamento do tubo neural do feto. O suplemento de vitamina B9 costuma ser orientado para gestantes e só pode ser ingerido em outros casos após orientação médica, isto porque o excesso compete com a vitaminaB12.

Problemas causados pela falta: No caso de gestantes, a falta de vitamina B9 pode causar má formação no feto. A falta do nutriente também pode causar anemia megaloblástica, fadiga, lesões nas mucosas, insuficiência respiratória, palidez, níveis elevados do aminoácido homocisteína, podendo causar doenças cardiovasculares.

Fontes: As principais fontes de vitamina B9 são fígado, vegetais de folhas verdes escuras, como brócolis, couve e espinafre, grãos, ervilha, lentilha, feijão, frutas cítricas, ovos e fólicos das folhas.

Vitamina B12

Benefícios: A vitamina B12 é importante para a formação das células vermelhas do sangue. Além disso, ela é importante para desenvolvimento e manutenção das funções do sistema nervoso. Sem essa vitamina, a mielina que recobre os nervos, como uma capa de proteção, sofre um desgaste que recebe o nome de desmielinização, processo que ocorre tanto em neurônios de nervos periféricos, quanto naqueles da substância branca do cérebro.

Uma pesquisa realizada pelo Linus Pauling Institute of Oregon State University dos Estados Unidos descobriu que a ingestão de vitamina B12 reduziu o risco de quebras nos cromossomos levando a danos no DNA. Sofrer danos no DNA é um dos fatores de risco para o câncer.

Problemas causados pela falta: A ausência da substância leva a lesões irreversíveis no sistema nervoso, devido à morte dos neurônios. Isso irá provocar neuropatias que tem como sintomas mais comuns o formigamento nas pernas, queimação na sola dos pés, dificuldade para andar e incontinência urinária.

A ausência de vitamina B12 também aumenta o risco da pessoas desenvolver depressão. A anemia megaloblástica também pode ocorrer devido à falta desta vitamina. Alguns outros sintomas da ausência da vitamina B12 no organismo são:

Fadiga, falta de energia ou tontura ao se levantar ou fazer esforço;

Falta de concentração;

Falhas na memória;

Paranoia e alucinações;

Pele amarelada (icterícia);

Língua inchada e inflamada.

Fontes: A vitamina B12 está presente em boas quantidades nos alimentos de origem animal, especialmente nos peixes de águas frias e profundas, como salmão, truta e atum, fígado, carne de porco, leite e derivados, ovos e ostras.

Outras substâncias

Algumas outras substâncias a princípio eram consideradas vitaminas do complexo B, como a B11, B13, B14, B15, B16 e B17, mas atualmente a ciência já descobriu que na realidade elas não são vitaminas.

Uso do suplemento

As chances de carência de vitaminas do complexo B são baixas porque esses nutrientes estão presentes em diversos alimentos. Como boa parte destas vitaminas está em alimentos de origem animal, vegetarianos e veganos correm maior risco de ter deficiência das vitaminas do complexo B.

Alcoólatras também podem sofrer com a deficiência porque a ingestão de álcool diminui a absorção de vitaminas do complexo B. Pacientes com câncer precisam de maiores quantidades de vitaminas do complexo B, mas para o uso do suplemento é necessário a orientação médica, até porque algumas dessas vitaminas podem piorar o câncer se ingeridas em excesso. Quem passou por uma cirurgia bariátrica também pode precisar do suplemento. É importante ressaltar que antes de ingerir suplementos de vitaminas do complexo B é preciso conversar com o médico ou nutricionista sobre ouso.

Riscos do excesso

O excesso de vitaminas do complexo B ocorre por meio da suplementação. Normalmente não há grandes complicações, pois a quantidade extra é eliminada pela urina. Porém, o excesso de o excesso de vitamina B6 pode causar um quadro de neurite. Já grandes quantidades de vitamina B3 pode prejudicar o fígado, enquanto a vitamina B9 em excesso pode levar a problemas hormonais e favorecer a multiplicação celular.

Fontes consultadas:
Nutrólogo Roberto Navarro
Nutricionista Karina Valentim da PB Consultoria em Nutrição Nutricionista
Rita de Cássia Leite Novais, da empresa Consultoria Alimentar.
Nutróloga e médica ortomolecular Tamara Mazaracki

182

CAPÍTULO XXVI

Zinco é essencial para diabéticos e melhora a imunidade

A substância também é importante para o crescimento e auxilia na cicatrização

A carne possui boas quantidades de zinco

O zinco é uma substância conhecida como elemento-traço. Ele tem como função determinar a forma e disposição espacial das proteínas ligadas ao DNA e algumas enzimas importantes no nosso metabolismo. Cerca de 300 enzimas necessitam do zinco para sua ação nas células. Ele ainda melhora a memória e é fundamental na formação e regulação de hormônios da tireoide, suprarrenal, testículo e insulina. A substância também é essencial para o sistema imunológico e processo de cicatrização.

Benefícios comprovados do zinco

Ação antioxidante: O zinco se destaca pela ação antioxidante, diminuindo a quantidade de radicais livres no nosso corpo. Os radicais livres afetam negativamente as funções das células, aumentando as chances da pessoa desenvolver tipos diferentes de câncer.

Bom para diabéticos: A ação e a liberação da insulina ocorrem de forma mais eficiente quando o zinco está presente no organismo. Como o diabético tem dificuldades na ação deste hormônio, a presença do elemento facilita esta questão, fazendo com que a insulina cumpra melhor seu papel, evitando a hiperglicemia.

Melhora a imunidade: O zinco tem ação direta no funcionamento dos linfócitos, células de defesa do nosso organismo, melhorando a imunidade. Além disso, o zinco age nos processos anti-inflamatórios e no nosso DNA, ambas as questões estão relacionadas com a imunidade.

Ajuda na cicatrização: O zinco auxilia na cicatrização por que tem um papel de ação nas células que ajudam no processo de cicatrização, como os fibroblastos.

184

Ajuda no crescimento e desenvolvimento: O zinco é diretamente responsável pela divisão celular, síntese de proteínas e modulação de hormônios. Todos estes fatores estão ligados ao crescimento das crianças e adolescentes e também ao desenvolvimento sexual. Por isso, é importante que elas tenham boas quantidades deste elemento. Também é necessário que as gestantes tenham as quantidades corretas de zinco para que o feto se desenvolva sem complicações e não tenha problemas de saúde.

Deficiência de zinco

A falta de zinco pode ser detectada por meio de exame de sangue ou dos fios de cabelo. A ausência do elemento pode causar falta de apetite, alterações no paladar, olfato e no comportamento, intolerância à glicose, disfunções imunológicas, retardo de crescimento e atraso da maturação sexual.

Interações

Algumas fibras podem dificultar a absorção do zinco, como os fitatos presentes em cereais integrais, soja e em algumas leguminosas. Porém, esta interferência parece estar ligada ao tipo de proteína presente na dieta e estudos tentam estabelecer esta relação. Ferro e zinco estão diretamente ligados. O aumento de um na dieta interfere negativamente na absorção do outro. Estudos sugerem que a vitamina A, presente no fígado, gema de ovo, leite e derivados e folhas verdes escuras, também pode interferir na absorção de zinco.

Combinação com o zinco

Estudos apontam que as proteínas de origem animal podem melhorar a absorção de zinco.

Fontes de zinco

As principais fontes de zinco são carnes vermelhas, ostras, semente de abóbora e girassol, leguminosas, como feijão e lentilha, oleaginosas, como amêndoa, amendoim, noz-pecã, castanha do Pará, castanha de caju, gérmen de trigo e carne de porco cozida.

Quantidade recomendada de zinco

Idade	Ingestão adequada - mg/dia	limite tolerável de ingestão
0 a 6 meses	*2mg*	*4mg*
7 a 12 meses	*3mg*	*5mg*
1 ano a 3 anos	*3mg*	*7mg*
4 anos a 8 anos	*5mg*	*12mg*
9 anos a 13 anos	*8mg*	*23mg*
Homens de 14 a 18 anos	*11mg*	*34mg*
Homens a partir de 19 anos	*11mg*	*40mg*
Mulheres de 14 a 18 anos	*9mg*	*34mg*
Mulheres a partir de 19 anos	*8mg*	*40mg*
Gestantes com menos de 18 anos	*13mg*	*34mg*
Gestantes a partir de 19 anos	*11mg*	*40mg*
Lactantes com menos de 18 anos	*14mg*	*34mg*
Lactantes com mais de 19 anos	*12mg*	*40mg*

Fonte: Institute of Medicine

Riscos do consumo em excesso de zinco

O consumo em excesso de zinco pode causar diarreia, náuseas e vômitos devido à uma irritação gastrointestinal. Pode ocorrer aumento da sudorese, taquicardia, visão turva e embaçada, hipotermia, complicações renais e até hemorragia. Além disso, ocorre a deficiência de cobre. O excesso de zinco por meio da alimentação é raro, normalmente ele ocorre devido à suplementação realizada de forma errada.

Uso dos suplementos de zinco

Os suplementos de zinco costumam ser orientados em casos de pessoas que se alimentam mal e atletas. Contudo, a necessidade da suplementação deve ser determinada por um nutricionista ou nutrólogo.

Fontes consultadas:
Nutrólogo André Veinert, da Clínica Healthme gerenciamento de Perda
de Peso.
Nutrólogo José Alves Lara neto, vice-presidente da Associação
Brasileira de Nutrologia(ABRAN).

187

SOBRE O AUTOR

Rômulo Borges Rodrigues é Escritor, Terapeuta Holístico, Mestre de Reiki, Consultor e Numerólogo.

Trabalha com Reflexologia, Reiki, Massagem, Florais, Aconselhamento Terapêutico, Técnicas de Relaxamento, Hipnose, Regressão, Terapia de Vidas Passadas e Numerologia.

Estuda e pesquisa sobre a espiritualidade há vinte anos.

Foi membro da Associação Internacional Amigos da Natureza (AIANATU - SP), na qual fez parte do trabalho de cura espiritual. Foi nessa associação onde alguns de seus dons espirituais foram desarquivados.

Também foi membro da Ordem dos Filhos da Luz (Piracicaba - SP). Foi integrante da Ordem dos Templários, onde foi dirigente do hospital de cura espiritual de uma das suas sedes.

Atualmente, é coordenador do Projeto Social Nova Era na cidade de São Paulo, no qual dá palestras e ministra tratamento alternativo gratuito para o público, utilizando várias técnicas terapêuticas.

Escreve sobre vários temas; bem como, canaliza textos transmitidos pela Grande Fraternidade Branca Universal através da mentalização consciente.

É autor das seguintes obras:

- *Uma Civilização Adormecida e Decadente*
- *Momento Apocalíptico – "Prelúdio do Juízo Final"*
- *Arcanjos e Arquétipos*
- *Guia Prático dos Anjos*
- *Numerologia – A Ciência Milenar dos Números*
- *REIKI – ENERGIA VITAL UNIVERSAL (Harmonia, Equilíbrio e Cura)*
- *OS FLORAIS DE BACH – Equilíbrio e Harmonia Através das Essências*

•*O PODER DA MENTE – A Chave Para o Desenvolvimento das Potencialidades do Ser Humano*
•*Os Ensinamentos de Siddartha Gautama, o Buda*
•*Cuide de Você e Tenha Mais Qualidade de Vida (Vols. I, II, III, IV e V)*
•*A Regência Cósmica*
•*Alimentação Saudável = Saúde Perfeita (Vols. I, II, III, V, VI e VII)*
•*REFLEXOLOGIA (Massagem Podal) – Equilíbrio e bem-estar através da planta dos pés*
•*A PODEROSA INFLUÊNCIA DOS NÚMEROS SOBRE AS NOSSAS VIDAS – O que a Numerologia revela sobre o passado, o presente e o futuro*
•*"DESCUBRA SEU POTENCIAL, DONS E TALENTOS INATOS ATRAVÉS DA NUMEROLOGIA"*
• *QUALIDADE DE VIDA – Definição e conceitos*
• *OS MECANISMOS DA MENTE – A sua natureza comportamental*
• *TRATADO SOBRE AS RELIGIÕES E FILOSOFIAS DE VIDA – Síntese dos sistemas religiosos e correntes filosóficas*
• *ESTUDO SOBRE AS TERAPIAS COMPLEMENTARES – Técnicas terapêuticas integrativas que proporcionam equilíbrio e harmonia*
•*GUIA COMPLETO DAS TERAPIAS ALTERNATIVAS*
•*PRÉ-EXISTÊNCIA E PÓS-EXISTÊNCIA DA ALMA – Vidas passadas, vidas futuras*
•*PRINCÍPIOS, FILOSOFIA E METODOLOGIA DA MEDICINA HOLÍSTICA - Os recursos e métodos terapêuticos utilizados nos tratamentos e terapias*
• *CURSO DE REIKI*
• *CURSO DE FLORAIS*
• *CURSO DE REFLEXOLOGIA (Massagem Podal)*
• *CURSO DE NUMEROLOGIA – Método simples e prático*
• *CURSO DE HIPNOSE, REGRESSÃO, TVP, TMS – Metodologia simplificada*
•*CURSO DE FENG SHUI – Técnica chinesa milenar de harmonização e equilíbrio de ambientes*

CONTATOS COM O AUTOR

E-MAIL: romulobr@outlook.com
FACEBOOK: http://facebook.com/romuloborgesrodrigues
SKYPE: samadhi514
TWITTER: @_arahat
BLOG: equilibrioeconsciencia.wordpress.com

www.ingramcontent.com/pod-product-compliance
Lightning Source LLC
Chambersburg PA
CBHW051050250726
48656CB00001B/234